介護施設の看護実践ガイド

第2版

編集
公益社団法人 日本看護協会

医学書院

ご注意

　本書に記載されている治療法や看護ケアに関しては，出版時点における最新の情報に基づき，正確を期するよう，著者，編集者ならびに出版社は，それぞれ最善の努力を払っています．しかし，医学，医療の進歩から見て，記載された内容があらゆる点において正確かつ完全であると保証するものではありません．

　したがって，看護実践への活用にあたっては，常に最新のデータに当たり，本書に記載された内容が正確であるか，読者御自身で細心の注意を払われることを要望いたします．本書記載の治療法・医薬品がその後の医学研究ならびに医療の進歩により本書発行後に変更された場合，その治療法・医薬品による不測の事故に対して，著者，編集者ならびに出版社は，その責を負いかねます．

株式会社　医学書院

介護施設の看護実践ガイド

発　行　2013年 6月 1日　第1版第1刷
　　　　2018年 3月 1日　第1版第7刷
　　　　2018年12月 1日　第2版第1刷©
　　　　2024年 3月15日　第2版第5刷

編　集　公益社団法人　日本看護協会
発行者　株式会社　医学書院
　　　　代表取締役　金原　俊
　　　　〒113-8719　東京都文京区本郷1-28-23
　　　　電話　03-3817-5600(社内案内)

印刷・製本　双文社印刷

本書の複製権・翻訳権・上映権・譲渡権・貸与権・公衆送信権(送信可能化権を含む)は株式会社医学書院が保有します．

ISBN978-4-260-03634-4

本書を無断で複製する行為(複写，スキャン，デジタルデータ化など)は，「私的使用のための複製」など著作権法上の限られた例外を除き禁じられています．大学，病院，診療所，企業などにおいて，業務上使用する目的(診療，研究活動を含む)で上記の行為を行うことは，その使用範囲が内部的であっても，私的使用には該当せず，違法です．また私的使用に該当する場合であっても，代行業者等の第三者に依頼して上記の行為を行うことは違法となります．

JCOPY〈出版者著作権管理機構　委託出版物〉
本書の無断複製は著作権法上での例外を除き禁じられています．複製される場合は，そのつど事前に，出版者著作権管理機構(電話 03-5244-5088, FAX 03-5244-5089, info@jcopy.or.jp)の許諾を得てください．

はじめに —— 第2版発行にあたって

　わが国は，世界に類をみない超高齢社会を迎えています。このような状況のなか，高齢者が安心して暮らせる住まいとしての介護施設の役割は重要です。特に高齢者の多くは医療ニーズをもち，安全・安心な生活を求めています。さらに多死社会にあっては，看取りに関するニーズへの対応として，看護職の専門性の発揮が期待されています。その専門性を発揮するためのガイド（道案内）として，2013（平成25）年に『介護施設の看護実践ガイド』（初版）を出版したところ，発行とほぼ同時に増刷が決まりました。つまり，介護施設で活躍する看護職員に必要とされていた書であったことが明らかになりました。現在も，多くの方々に活用していただいています。

　2013年以降，社会環境は大きく変化しています。さまざまな制度も改正されています。そこで，内容の見直しを行い，第2版を出版することとなりました。

　この5年間で，大きく変わったこととして，早期退院が促進され，医療ニーズの高い在宅療養者等の受け皿として，介護保険施設のみならず，サービス付き高齢者向け住宅や有料老人ホーム等，高齢者の住まいの需要が拡大していることが挙げられます。その社会環境の変化に対応するため，法制度も変化しました。例えば，介護保険法改正では，特別養護老人ホームへの新規入所者が原則として要介護度3以上の要介護者に重点化されました。また，身体拘束等の適正化のための体制整備や，看取りの体制の評価などが強く打ち出されるなど，療養者の尊厳を保持しながら，医療ニーズへ対応することや安全管理が必須となっています。

　介護施設において「穏やかな生活を送るための空間をつくり出す」ことと「医療ニーズに適確に対応し，介護事故を予防する対策をつくる」ことはともに重要であり，安全で安心な療養生活のために，看護職員は日々尽力していることと思いますが，利用者の生活を重視し，かつ医療ニーズに適確に対応していくためには，施設の体制整備，介護職員とのコミュニケーションや人的資源管理など，施設をマネジメントするための基盤づくりや課題解決に向けた取り組みが必要です。

本書には，その取り組みを後押しするため，具体的で実行可能な看護実践を示しました。なお，今回の改訂では，大項目として「介護施設における倫理的課題と看護職の責務」と「記録と個人情報の取り扱い」を，コラムとして「介護施設でのポリファーマシー」「介護施設で実践する 人生の最終段階における医療・ケアの決定プロセスに関するガイドライン」「情報通信機器(ICT)を利用した死亡診断等ガイドライン」を新しく設けました。
　皆さまの日々の看護実践のなかで本書をさらに活用していただくことで，一層充実した取り組みが可能になると確信しております。
　本書は介護施設で働く看護職員ばかりでなく，その他の介護施設関係者の皆さまにもお役立ていただけることと思います。

　最後になりましたが，本書をまとめるにあたり，ご協力いただきました皆さまに，心より感謝申し上げます。

2018年10月

公益社団法人　日本看護協会
会長　福井トシ子

日本看護協会がめざす介護施設における看護職員の役割

　介護施設は「利用者の暮らしの場」である。その人がもつ病や加齢に伴う心身の機能低下と上手につき合いながら生きること，暮らしていくためのケアをその人の人生の最期まで責任をもって提供し，支援することが求められる。

利用者の健康管理

1) 利用者の健康問題のアセスメント

　利用者は高齢であることに加えて，何らかの病気をもっていることが多いことから，その健康問題は複雑である。加齢と病を抱えながら生活を営むことを支援していくので，看護職員はその人の健康状態の把握とともに暮らし方に関わる生活の歴史，価値観，習慣，楽しみ，誇りなど，これまでの人生を理解することが必要になる。

　特に健康問題の把握にあたっては，先々のリスクを予見したアセスメントを行い，そのリスクを予防するケアをケアプランに盛り込み，関係者で共有することが重要である。

2) 施設内の医療の提供体制の責任を担う

　介護施設では看護職員が唯一の総合的な医療提供者になる場合もあり，日々の生活支援やリハビリテーション等から状態の変化を読み取り，適切な医療につなげる判断や直接的な医療提供が求められる。

ケアの質管理と倫理調整

1) リーダーシップ

　介護施設では，直接的な日常生活支援を第一線で提供するのは介護職員であり，他にも生活相談員，介護支援専門員(ケアマネジャー)，栄養士，リハビリテーション関係職等，多くの職種が関わっている。看護職員は利用者のケアの質を保障していくために健康管理とともにその人の価値観を大事にしたケアの方針等を伝え，理念の共有が図れるようリーダーシップを発揮することが求められる。

2) 多職種連携と教育的支援

　利用者の健康管理と暮らし方の支援に際しては，その人にとって必要な多職種で構成されるケアチームが必要になる。必要な情報の共有を密にできる仕組みづくり，チームへの参画が求められる。また，多くの専門職が協働する場であり，時に教育的支援も求

められる。

3) 倫理調整

　多職種でのチームケアの実践では，各職種がもつ専門性や教育背景によるケアの価値観の違いがぶつかり葛藤が起こることがある。あるいは利用者と家族間で葛藤が生じることもあろう。そこでは，利用者の真の願いを引き出し，利用者を擁護することを基本においた調整が必要になる。

　また，ケアの最中や利用者を取り巻くさまざまな会話のなか，自分の言動には倫理観が反映される。看護職員には，感受性を高めて，アドボケイトの機能を果たすことが期待される。

施設全体の危機管理と地域包括ケアへの参画

1) 施設の危機管理

　利用者個人へのケアに加えて，看護職員には施設全体の危機管理が求められる。安全対策，感染管理，腰痛対策等の労働安全衛生の視点から職員を守ることも必要であろう。

2) 地域包括ケアへの参画

　医療・介護の提供体制が激変していくなかで，1つの組織ではケアが完結せず，地域包括ケアの提供が求められている。施設を取り巻く環境について，介護保険制度や地域のサービス資源など広く情報を収集・理解しつつ，地域でのケアに積極的に参画する姿勢が問われる。

公益社団法人　日本看護協会

副会長　齋藤訓子

介護施設における看護

長期ケア施設としての介護施設

　長期ケア施設とは，本来は高齢者に限らず，長期的・永続的にケアを必要とする方をケアする施設のことをいう。そのような長期ケア施設のなかでも，介護施設とは介護保険が適用される長期ケア施設のことを指す。これには，訪問通所や短期入所（ショートステイ）のような居宅型，小規模多機能型居宅介護，認知症グループホーム，地域密着型介護老人福祉施設などの地域密着型，介護老人福祉施設（特別養護老人ホーム），介護老人保健施設（老人保健施設），介護療養型医療施設のような施設型の3つに分類される。

　これらの介護施設は，高齢者の介護を社会で支えあう仕組みである介護保険制度を基盤とした社会保険方式で運営される。すなわち，利用者によるサービスの選択，医療福祉介護の総合的運用，多様な事業者によるサービス提供という原則があり，これらの介護保険制度を定めた法律を介護保険法という。

> 介護保険法第1条：この法律は，加齢に伴って生ずる心身の変化に起因する疾病等により要介護状態となり，入浴，排せつ，食事等の介護，機能訓練並びに看護及び療養上の管理その他の医療を要する者等$_1$について，これらの者が尊厳を保持し，その有する能力に応じ自立した日常生活を営むことができるよう$_2$，必要な保健医療サービス及び福祉サービスに係る給付を行うため，国民の共同連帯の理念に基づき$_3$介護保険制度を設け，その行う保険給付等に関して必要な事項を定め，もって国民の保健医療の向上及び福祉の増進を図る$_4$ことを目的とする（下線は筆者による）。

　下線1では，介護保険のサービスを受ける人の特徴を「要介護状態となり，〜」と規定している。下線2では，介護サービスの目的が要介護状態となった者が「尊厳を保持し，その有する能力に応じ自立した日常生活を営むことができるよう」と規定されている。そして下線3では，この仕組みを社会全体が支えることを明言し，下線4で介護保険のめざすところは国民の保健医療の向上と福祉の増進であることが論述されている。

　尊厳あるケアとは，「その人が自分で決めた暮らし方を尊重され，人間としてもてる力を活用し自立して生活することを支援すること」である。すなわち，介護保険施設とは，尊厳あるケアをもって，利用者がその能力に応じた自立生活を送るための公共的な役割をもった施設であるということができる。

介護施設における看護職員の役割と機能

1) 地域包括ケアシステムを推進する

　厚生労働省は2025年までに，高齢者の尊厳の保持と自立生活の支援の目的のもとで，可能なかぎり住み慣れた地域で，自分らしい暮らしを人生の最期まで続けることができるよう，地域の包括的な支援・サービス提供体制(地域包括ケアシステム)の構築を推進している。地域包括ケアシステムに組み込まれた介護施設は，おおむね30分以内に必要なサービスが提供される日常生活圏域(具体的には中学校区)において，主として施設居住系公的サービスを担う。

　また，施設居住系公的サービスは，地域包括ケアシステムを支える社会資源として施設内のケアだけでなく，地域の高齢者介護の包括的な拠点となる必要がある。例えば，地域内での介護に関する知識の共有，学習拠点，災害時の避難・救助拠点としての機能を併せもち，地域の要介護者の暮らしを支える基盤として形づくられる必要がある。

　すなわち，施設利用者のよりよい生活を意図して，他の組織と連携し，自施設のケアの質を向上させることにより，地域全体のケアの質の向上に寄与することが，介護施設における看護職員の第一義的な役割として挙げられる。それは施設理念に掲げられている尊厳あるケア提供を現場でのケア実践の詳細に具現化することといえる。

2) ケア提供体制を構築する

　2つ目の役割として，介護施設のケア提供に必要な介護保険法に定められた人員配置を基盤として，ケア提供体制を構築することが挙げられる。これには，フロアでのバランスのよい職員配置，介護施設職員育成の仕組みづくり，職員研修の体系的実施が含まれる。

　バランスよく職員を配置するためには，介護職員と看護職員それぞれの実践能力と，利用者の状態のアセスメントの両方が必要である。また，施設職員の職種と職位に応じた業務分担の明確化，1日の業務の流れの構築を行う必要がある。

　職員育成の仕組みづくりと職員研修の体系的実施では，施設の状況に合わせた年間研修計画の立案実施評価を実施する必要がある。

3) ケアの質を保障する

　3つ目の役割として，利用者のQOLの向上をめざし，エビデンスにもとづいたケアの改善を継続することが挙げられる。日常ケア(食事，入浴，排泄，移動，整容)，アクティビティ，必要な医療提供が確実に利用者に届けられるケア技術を看護職員・介護職員が保有することが基盤である。そのためには，利用者1人ひとりのケアプランの内容が，尊

厳あるケア提供と自立支援になっているかどうかの監査，情報共有の仕組み（カンファレンス，記録）の効果的運用，家族との良好な関係構築を実施する必要がある。

　ケアの質が低下することは，施設の理念である尊厳あるケアの崩壊につながる。日常的に行われているケアという行為の1つひとつにケア提供者の利他的な意識が反映され，日常倫理にもとづいた敬意あるケア提供を実現させることが看護師の重要な役割である[1]。日常倫理が崩壊すれば虐待につながる事象が生じるため，ケア提供のありようをモニタリングすることが常に行われる必要がある。

4）介護職員およびその他職員等との協働により安定的にケア提供を行う

　4つ目の役割として，ケアチームとして互いの職種の役割機能を尊重し，利用者1人ひとりに適切なケアを提供するためのケアマネジメントの仕組みをつくることが挙げられる。これには，ケアの標準化をめざしたケアマニュアルの作成と実装，地域交流を基盤としたボランティアの育成と配置，医療機関との連携強化をめざした日常的な情報交換などが含まれる。介護職員とのケアチーム構築では，互いの役割の理解と尊重，役割の重複（オーバーラップ）を積極的に行い，権限移譲を推進する組織づくり，ケアの実践知共有の機会の確保など，日頃のコミュニケーションを効果的・効率的に推進することが必要である。

　特に，看護職と介護職の役割は明確に線引きできないことが多い。食事介助・排泄介助などの生活機能障害への援助は，どちらの職種が行っても利用者に負担がかからず一定の質が維持できるように，ふだんから互いの保有する知識と技術を共有しておく。このことは役割の重複であり，利用者にとっての安全・安心につながるとともに，看護職員と介護職員の互いのサポートによる働きやすさにもつながる。

5）健康危機の予防と発生時の対応に責任をもつ

　5つ目の役割として，医療職としての看護職が責任をもって利用者の安全確保を行うことが挙げられる。すなわち看護職には，利用者の安全を脅かす転倒，外傷，急変のリスクをできるだけ最小限にするような環境調整とケアプランの策定が求められる。また，感染アウトブレイクの予防と発生時の早期対応について，職員全員に情報を周知し，対策を徹底することは看護職員の重要な役割である。

介護施設における看護職員に必要な実践能力

　以上の介護施設における看護職員の役割を全うするためには，ケア提供に必要な日常倫理を実践する力，介護職員との協働の力，ケアチームをつくる力，根拠にもとづいた

ケアの評価と方策立案の力が必要となる。また，医療に責任をもつ看護職員として最新の情報を入手する力，それを業務に実装する創造性も求められる。

　地域包括ケアシステムの構築が進むなか，介護施設における看護職員の役割と責任は拡大している。急性期病院と違い，必要時に医師に相談する機会は少ない。また，医療のあり方も急性期病院と違い，利用者の日々のQOL向上のために医療を活用するという考え方への転換も必要となる。生活機能の維持・向上に焦点をあてた看護を学び直し，自らの看護を利用者のQOLの観点からリフレクションすることが介護施設の看護職員に求められる。

千葉大学大学院看護学研究院先端実践看護学部門
酒井郁子

Contents

はじめに——第2版発行にあたって　iii

日本看護協会がめざす介護施設における看護職員の役割　v

介護施設における看護　vii

本書の活用方法　xiv

Chapter 1
倫理と高齢者の特性

介護施設における倫理的課題と看護職の責務　2
- 高齢者ケアにおいてなぜ倫理的課題が生じやすいのか　2
- 生活支援における倫理的気づきの重要性　4
- 意思決定支援——日々の意思を支える　5
- 看護者の倫理綱領　6
- チェック項目　10

老年期の身体・心理・社会的側面の特徴　12
- 高齢者をとらえるための視点　12
- 加齢による「4つの力」の低下　13
- 高齢者の心身に起こりやすい状態や変化　13
- 高齢者ケアにおけるアセスメントのポイント　14
- 高齢者の身体機能の変化　15
- 高齢者の心理・社会面の特徴　17
- チェック項目　18

認知症に対する理解とケア　20
- 認知症の概念と原因疾患　20
- 認知症ケアのためのアセスメントとケアプラン策定の視点　22
- 認知症の症状とケア・コミュニケーション　23
- 家族からの情報収集とケア　25
- チェック項目　26

Chapter 2
看護の役割と看護実践

利用開始時の援助　30
- 利用開始時の援助の意義　30
- 利用開始時の援助における看護職員の役割　31
- アセスメントとケア　31
- 利用者の変化時の対応と終末期ケアへの準備　32
- チェック項目　33

生活リズムを整えるための基本的ケア
呼吸に関するケア（吸引含む）　36
- 生活からみた高齢者の特性　36
- 看護職員の役割　38
- アセスメントとケア　38
- チェック項目　42

循環に関するケア　44
- 生活からみた高齢者の特性　44
- 看護職員の役割　46
- アセスメントとケア　46
- チェック項目　48

体温調節に関するケア　50
- 生活からみた高齢者の特性　50
- 看護職員の役割　51
- アセスメントとケア　52
- チェック項目　54

睡眠に関するケア　56
- 生活からみた高齢者の特性　56
- 看護職員の役割　58
- アセスメントとケア　58
- チェック項目　60

移動・姿勢保持に関するケア　62
- 生活からみた高齢者の特性　62
- 看護職員の役割　64
- アセスメントとケア　64
- チェック項目　66

食べる・飲むためのケア　68
- 生活からみた高齢者の特性　68

看護職員の役割　71
　　アセスメントとケア　72
　　チェック項目　75

排泄に関するケア　78
　　生活からみた高齢者の特性　78
　　看護職員の役割　80
　　アセスメントとケア　81
　　Column　トイレ訓練　84
　　チェック項目　85

皮膚に関するケア　88
　　生活からみた高齢者の特性　88
　　看護職員の役割　89
　　アセスメントとケア　89
　　チェック項目　94

身体の清潔に関するケア　98
　　生活からみた高齢者の特性　98
　　看護職員の役割　99
　　アセスメントとケア　99
　　チェック項目　102

身だしなみに関するケア　104
　　生活からみた高齢者の特性　104
　　看護職員の役割　104
　　アセスメントとケア　105
　　Column　施設看護の楽しさ　107
　　チェック項目　108

薬の管理　110
　　高齢者における薬物療法と薬物有害事象　110
　　薬の管理に影響する要因と服薬支援　112
　　看護職員の役割　114
　　Column　介護施設でのポリファーマシー　120
　　チェック項目　121

緊急時の対応（事故も含む）　124
　　生活からみた高齢者の特性　124
　　看護職員の役割　127
　　アセスメントとケア　127
　　チェック項目　130

看取りの援助　134
　　高齢者の看取り期の特徴　134
　　看取り期にある高齢者の状態像　135
　　看取りケアを行うための基本姿勢　135
　　看取りケアでの留意点　136
　　看護職員の役割および具体的なケア　136
　　Column　看取り　139
　　Column　介護施設で実践する「人生の最終段階における医療・ケアの決定プロセスに関するガイドライン」　140
　　Column　「情報通信機器（ICT）を利用した死亡診断等ガイドライン」　143
　　チェック項目　146

利用終了時の援助　150
　　利用終了時の援助の意義　150
　　看護職員の役割　150
　　具体的ケア　151
　　チェック項目　152

Chapter 3
介護施設での看護実践の仕組みづくり

施設における組織体制の理解　156
　　組織の理念・目的の理解　156
　　組織図と役割機能　156
　　組織とチーム　158
　　組織マネジメントと連携・協働　158
　　コミュニケーション　159
　　チェック項目　160

多職種チームの形成　162
　　多職種チームにおける看護職員の役割と求められる能力　162
　　多職種連携のためのコミュニケーションのポイント　162
　　チーム力がアップすることによる効果　163
　　チェック項目　164

施設を超えた連携　166
　　地域包括ケア　166
　　利用者を取り巻く社会資源の評価と再構築　166
　　看護職員同士の連携の促進　167
　　チェック項目　169

家族支援　170
　　介護が家族に及ぼす影響　170
　　ケアチームの一員としての家族　171
　　家族との信頼関係を築く　171
　　家族の連絡窓口を明確にする　172
　　チェック項目　173
　　Column　家族支援　175

安全管理　176
　　介護事故　176
　　高齢者虐待　179
　　身体拘束　181
　　チェック項目　184

感染管理　188
　　感染管理のための基本的対応　188
　　感染症の早期発見・対処のための視点　189
　　感染管理体制の整備　190
　　感染発生時の看護職員の役割　191
　　チェック項目　192

記録と個人情報の取り扱い　194
　　看護職員の書く記録の役割　194
　　記録を書くときのポイントと記載基準　195
　　記録の種類と特徴　197
　　記録の書き方　198
　　Column　看護記録に関する指針　203
　　チェック項目　204

Chapter 4
専門的知識・技術の習得と充実のための体制づくり

研修体制　208
　　研修体制づくりと企画　208
　　研修の企画・実施のポイント　208
　　チェック項目　212

看護学生の実習　214
　　看護基礎教育における介護施設での実習の意義　214
　　臨地実習指導者の役割　215
　　チェック項目　217

資料
認知症の基礎知識　220
介護施設における看取り研修プログラム・介護施設における看護職のための系統的な研修プログラム　236

引用・参考文献　242

おわりに　249

執筆者一覧　250

索引　252

デザイン　文京図案室

本書の活用方法

本書は，介護施設で働く看護職員の方々が，介護職員など他職種と協働しながら，効果的にケアを提供するための実践ガイドをめざしています。

そのため内容は，ケアを提供する際に必要となる具体的な知識とその根拠を解説し，チェック項目などを使ってそれらを実際に確認しながら，日々のケアに活用できるつくりにしました。

まず，「Chapter 1 倫理と高齢者の特性」「Chapter 2 看護の役割と看護実践」「Chapter 3 介護施設での看護実践の仕組みづくり」「Chapter 4 専門的知識・技術の習得と充実のための体制づくり」の各章では，各項目の「チェックポイント」によって，看護職員がおさえておくべきケア内容の大きな視点を確認することができます。

例えば，「Chapter 2 看護の役割と看護実践」の「生活リズムを整えるための基本的ケア 呼吸に関するケア（吸引含む）」の「チェックポイント」では，下記のような項目を挙げています。

チェックポイント

1	呼吸状態に変調をきたしていないか
2	呼吸状態の変調に病理的要因が関与していないか
3	呼吸状態の変調に治療的要因が関与していないか

Chapter 2はさらに，「生活からみた高齢者の特性」「看護職員の役割」「アセスメントとケア」として，「チェックポイント」の内容をおさえたうえで，看護職員として知っておくべき呼吸ケアに関する知識を解説しています。

最後に「チェック項目」を挙げ，「チェックポイント」をより詳しく示しています。例えば，「呼吸状態に変調をきたしていないか」では，下記のように具体的な内容でチェックすることができます。

- ☐ 呼吸困難や息切れなどの自覚症状の有無
- ☐ 呼吸数，リズム，深さ，呼吸音，努力性呼吸の有無
- ☐ 咳嗽，喘鳴，喀痰，胸内苦悶，胸痛，心悸亢進・動悸，倦怠感，チアノーゼ，冷汗，頭重感・頭痛，意識障害などの有無

このように，該当する項目をチェックしていくことで，自分たちの「できているケア」や「できていないケア」を確認し，意識化が図れるようにしています。

本書を日々のケアでこまめに活用することで，個別性の高い利用者への対応でも，介護施設全体としてのケアの質を維持し，高めていくことができるようになるはずです。

多職種チームでの効果的な協働のツールとしても，ぜひご活用ください。

Chapter 1
倫理と高齢者の特性

介護施設における倫理的課題と看護職の責務
老年期の身体・心理・社会的側面の特徴
認知症に対する理解とケア

介護施設における
倫理的課題と看護職の責務

高齢になると，生活のなかで身の回りの世話を受ける機会が格段に増える。他者から何らかの世話を受ける生活のなかでは，多かれ少なかれ倫理的課題（例えば，尊厳が損なわれている，意思が尊重されていない，プライバシーが保護されていない，など）が起こりやすい。しかし，高齢者ケアの現場では，このような倫理的課題が発生していても，看護職員の倫理的感受性が低い場合，看過されてしまうことがある。

高齢者を"人格ある1人の人として尊重する"ために，看護職員は倫理的感受性を高めるとともに，専門職である看護職の果たすべき倫理的責任を自覚し，看護倫理にもとづいたケアの実践を心がけることが重要となる。

チェックポイント

1. 利用者の尊厳を尊重しているか
2. 利用者の意思を尊重しているか。希望を実現しようとしているか
3. 利用者に心地よいケアを行っているか
4. 利用者の生活環境に配慮しているか
5. 利用者に行われるケアについて疑問に感じたり，それを相談できる体制があるか

高齢者ケアにおいてなぜ倫理的課題が生じやすいのか

　高齢者に倫理的課題が起こりやすい背景を認識しておくことで，倫理的感受性が高まり，倫理的課題を未然に防ぐことにつながる。ここで，高齢者に倫理的課題が起こりやすい背景を確認してみよう。

高齢者になることが未知の体験[1]

　私たち看護職員は，80歳や90歳の高齢者になったことがない。認知機能障害の経験もない。高齢者の長い人生をその生きてきた時代をともに生きたわけでもなく，おそらく価

値観も異なっている。しかし，私たちは高齢者や認知症高齢者の体験を本当は理解することが難しいにもかかわらず，わかったつもりでケアを提供している。また，私たちは往々にして自分の見たいように高齢者を見ており，信じたいように信じ，"よかれと思って"ケアを提供しているところがある。そのようなケアは果たして高齢者の意思に沿ったものになっているだろうか。これが倫理的課題の生じる背景の1つである。

高齢者は意思疎通が困難になりやすい[1]

加齢や認知機能障害に伴い，言葉の運用能力や表現する能力が低下し，意思決定能力に不確かさが生じる。特に寝たきり高齢者や認知症高齢者では意思疎通，ひいては意思決定が困難な状況になることも多い。一方で，高齢者の本来もつ能力が低く見積もられることで，説明の機会さえ与えられず，意思決定から遠ざけられるという現状もある。

高齢者への偏ったみかた[1]

誰しも偏ったみかたをすることはあるが，これが行き過ぎると差別につながる。例えば，高齢者というだけで画一的にとらえ，非生産世代で有用性が低いと評価したり，認知症高齢者を「何もわからない人」「意思決定ができない人」とあたかも無能力のようにみなすといったことがある。このような高齢者に対する偏見や差別は，高齢者の本来の姿からかけ離れていても，それが容認されてしまうことにつながる。

高齢者を取り巻く文化[1]

文化とは生活に根づいた社会的価値観と言い換えることもできる。"老いては子に従え"という考え方もわが国の文化であり，個人よりも周囲（家族）との関係が重視されるわが国の社会的価値観となっているところがあるといえよう。しかし，高齢者を取り巻くこのような文化によって，時に，高齢者の希望や願いよりも家族や周囲の意向が優先されてしまい，高齢者が中心にいないという状況でものごとが進んでしまうことがある。

死を当たり前のこととして受け入れられない社会[1]

超高齢者の場合，限りある生の終わりにやってくる死は自然の摂理である。しかし，当

たり前におとずれる死であっても，死を語ることは「縁起でもない」といって避けられる社会のなかでは，最期の話をしたいと考える高齢者に家族が向き合えないといった現状もある[2]。高齢者の命について考える機会が少なくなることで，高齢者の望みを知る機会を失うことにもつながりかねない。

生活支援における倫理的気づきの重要性

倫理的判断が繰り返し求められる高齢者ケア

　日常的に倫理的課題に直面している高齢者ケアでは，倫理的判断が繰り返し行われている。例えば，排泄支援を考えてみると，ポータブルトイレがよいのか，車椅子に移乗してトイレまで行くのかは，その高齢者の価値観や病状などによって最善のケアが違ってくる。倫理的課題は1例1例で異なり，正解はない。だからこそ，日々行われる日常生活支援が高齢者にとって最善かどうかを問い続けることが大切であり，それが倫理的感受性を高めることにつながる。

尊厳を守る生活支援

　高齢者への日常的な支援のなかでは，反応が乏しいからと声もかけずにケアを始める，忙しいからと雑なケアで済ませてしまう，文句を言われることがないからと乱暴に身体を動かす，他職員とプライベートな話題に興じながらケアをするなどの行為が見受けられることがあるかもしれない。しかし，これらは高齢者の尊厳を守ることからほど遠いケアであるだけでなく，高齢者に大きな苦痛をも与えている。

　1つひとつの日常生活支援が丁寧に行われることにより，尊厳ある1人ひとりと向き合い，少しでも安楽になるよう心身の苦痛を除去するケアを行うことで，身体的な苦痛を除去するのみならず，高齢者のもつ"ここに居てもいいのだ""大切にされている"という安心感や自尊の感情が生きる力につながるものとなる。また，生活環境をよりよく整えることも，尊厳を保持するケアの1つとして重要となる。清潔なリネン，室温，臭気対策など，心地よい物理的環境を整え，人的環境として高齢者への高い関心や気づかいを示せるケアリングの姿勢をもちたい。

ジレンマを感じることの重要性

　生活支援は，毎日繰り返し行われるケアであるために施設で働く職員にとっては常態化してしまい，無意識のうちに提供されやすい。その結果，高齢者1人ひとりにとっての最善のケアを追求することよりも，「高齢者が嫌がっていないから」「拒まないから」といった理由で，無意識に施設で働く職員にとって都合のよい"慣れた方法"や"誰にでも同じやり方"のケアを選択してしまい，高齢者にケアを押しつけていることはないだろうか。

　ジレンマを抱えることは，ケアする側にとって苦しいことである。しかし，高齢者に提供しているケアに対して「本当にこれでよいのだろうか」「何かもやもやする」といったジレンマ（倫理的気づき）を感じることこそが倫理的課題に気づく第一歩である。そのままにせず，その時こそ，高齢者にとって何がよいケアなのかを検討するよい機会である。

意思決定支援 —— 日々の意思を支える

本人の意思を確認する，察してくみ取る

　高齢者は，日常生活のあらゆる場面で意思を表出しているが，家族や職員に遠慮やためらいを感じる人もいる。また，必ずしも言葉として表されるばかりでなく，むしろ表情やふるまい，丁寧な観察でしかキャッチできないサインの場合もある。そのため，高齢者の意思とかけ離れたケアの提供とならないよう意思を表出しやすい環境をつくり，寝たきりの高齢者であっても，認知症が進行している高齢者であっても，誠意をもって高齢者本人に直接たずねるという姿勢をもっていたい。そのような姿勢が，高齢者の表出する些細なサインも見逃さない感性を養ってくれるのではないだろうか。そのうえで，高齢者の願いを想像する，察してくみ取ることに努めることが重要となる。

多職種チームで最善の医療とケアをめざす

　私たちとは生きた時代も価値観も異なる高齢者にとって，何が最善の医療なのか，ケアなのか，誰も正解はもっていない。高齢者の意思に沿うことが必ずしも本人にとって利益になるとは限らない。一方で，援助者の考える最善を押しつける形になって高齢者に苦痛を強いることもある。複数の選択肢があるなかで，高齢者にとっての最善に向けて高齢者の生命と生活の質の両方の観点から高齢者の意向を中心に検討し，多職種

チームで合意を得た方針に沿って各職種の専門性を存分に発揮することが，その高齢者にとって最善の医療とケアにつながっていくのではないだろうか。

看護者の倫理綱領

　質の高いケアを提供するために，看護職員には高い倫理性が求められる。高齢者ケアを提供するにあたって，あらためて確認しておきたいのが日本看護協会の「看護者の倫理綱領[3]」である。全15条からなる「看護者の倫理綱領」[表1-1]は，私たち看護職員の

表1-1　看護者の倫理綱領

1. 看護者は，人間の生命，人間としての尊厳及び権利を尊重する。
2. 看護者は，国籍，人種・民族，宗教，信条，年齢，性別及び性的指向，社会的地位，経済的状態，ライフスタイル，健康問題の性質にかかわらず，対象となる人々に平等に看護を提供する。
3. 看護者は，対象となる人々との間に信頼関係を築き，その信頼関係に基づいて看護を提供する。
4. 看護者は，人々の知る権利及び自己決定の権利を尊重し，その権利を擁護する。
5. 看護者は，守秘義務を遵守し，個人情報の保護に努めるとともに，これを他者と共有する場合は適切な判断のもとに行う。
6. 看護者は，対象となる人々への看護が阻害されているときや危険にさらされているときは，人々を保護し安全を確保する。
7. 看護者は，自己の責任と能力を的確に認識し，実施した看護について個人としての責任をもつ。
8. 看護者は，常に，個人の責任として継続学習による能力の維持・開発に努める。
9. 看護者は，他の看護者及び保健医療福祉関係者とともに協働して看護を提供する。
10. 看護者は，より質の高い看護を行うために，看護実践，看護管理，看護教育，看護研究の望ましい基準を設定し，実施する。
11. 看護者は，研究や実践を通して，専門的知識・技術の創造と開発に努め，看護学の発展に寄与する。
12. 看護者は，より質の高い看護を行うために，看護者自身の心身の健康の保持増進に努める。
13. 看護者は，社会の人々の信頼を得るように，個人としての品行を常に高く維持する。
14. 看護者は，人々がよりよい健康を獲得していくために，環境の問題について社会と責任を共有する。
15. 看護者は，専門職組織を通じて，看護の質を高めるための制度の確立に参画し，よりよい社会づくりに貢献する。

〔日本看護協会ホームページ　https://www.nurse.or.jp/nursing/practice/rinri/rinri.html（2018年10月1日アクセス）〕

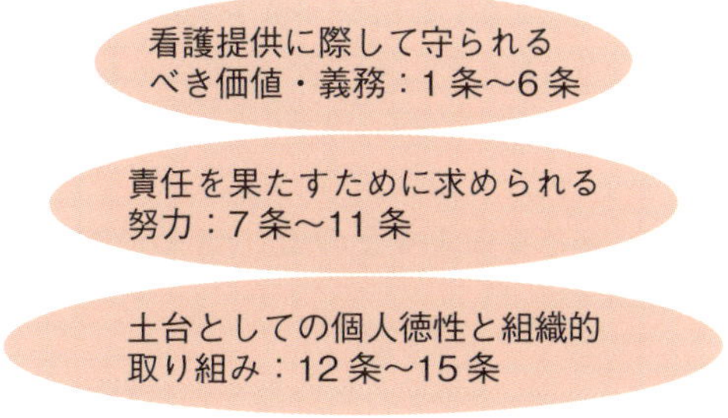

看護提供に際して守られる
べき価値・義務：1条～6条

責任を果たすために求められる
努力：7条～11条

土台としての個人徳性と組織的
取り組み：12条～15条

図1-1　看護者の倫理綱領の構造
〔日本看護協会ホームページ　https://www.nurse.or.jp/nursing/practice/rinri/text/basic/professional/need/index.html（2018年10月1日アクセス）〕

行動指針になるばかりではなく，社会に対して専門職として担う責任の範囲が明示されている．図1-1に示すように3層で構成され，特に第1～6条は，看護提供に際して守られるべき価値や義務を記したものとして，日頃の看護実践の基盤になるものである．以下に示し，解説を加える．

第1条　看護者は，人間の生命，人間としての尊厳及び権利を尊重する

　看護職は，人々の健康と生活を支える援助専門職である．いかなる場面においても生命，人格，尊厳が守られることを判断及び行動の基本とする．
　人としての存在が決して軽んじられることなく，日々の暮らしのなかで"大切にされている"，"ここに居てもよい"と高齢者自身が思える対応こそ，尊厳を守ることにつながる．高度な知識と技術で高齢者の生きる権利や尊厳を保つ権利を保障することと同時に，「もし自分だったら……」「家族だったら……」と想像しながら，常に温かな人間的配慮をもって接することが大切である〔下線は日本看護協会「看護者の倫理綱領」の解説（http://www.nurse.or.jp/nursing/practice/rinri/rinri.html）から引用〕．

第2条　看護者は，国籍，人種・民族，宗教，信条，年齢，性別及び性的指向，社会的地位，経済的状態，ライフスタイル，健康問題の性質にかかわらず，対象となる人々に平等に看護を提供する

　看護における平等とは，単に等しく同じ看護を提供することではなく，その人の個別的特性やニーズに応じた看護を提供することである．
　訴えがないことや認知症が進行していることを理由に，寝たきり高齢者や認知症高齢

者への対応がなおざりになってはならない．むしろ，訴えることができなかったり，認知症が進行しているからこそ，言葉に頼らずニーズをくみ取ることが必要となる．あらためて平等な看護を意識したい．

第3条　看護者は，対象となる人々との間に信頼関係を築き，その信頼関係に基づいて看護を提供する

　<u>看護は，対象となる人々との間に築かれる信頼関係を基盤として成立する．</u>
　看護職員は提供する看護の実践について，高齢者の理解と同意を得るために十分な説明を行い，結果に責任をもつことで，信頼を得るように努める．高齢者との関係も同様で，高齢者に対して過剰な親しさで関係を築こうとするのではなく，敬意をもって対応することが重要である．そのためには，高齢者が生きてきた時代背景や長い生活のなかで培われた価値観に配慮することが欠かせない．また，高齢者の潜在能力にも着目し，その能力を信頼して見守ることも信頼関係にもとづく看護の提供である．

第4条　看護者は，人々の知る権利及び自己決定の権利を尊重し，その権利を擁護する

　超高齢者や認知症高齢者の場合，能力を低く見積もられ，知る権利や自己決定の権利を軽視されることが少なくない．高齢者の知る権利や自己決定の権利を尊重するために十分な情報を提供し，内容を理解できるように説明することは看護職員の責務である．医療・ケアチームの一員として看護職員が，理解度や意向を確認しながらわかりやすく説明し，意思表示をしやすい場づくりや調整を行い，高齢者の権利を積極的に擁護していかなければならない．

第5条　看護者は，守秘義務を遵守し，個人情報の保護に努めるとともに，これを他者と共有する場合は適切な判断のもとに行う

　<u>看護者は，個別性のある適切な看護を提供するために，対象となる人々の身体面，精神面，社会面にわたる個人的な情報を得る機会が多い．</u>
　保健医療福祉関係者間において情報を共有する際も，あらかじめ守秘義務の遵守，個人情報の保護の必要性を説明し同意を得るなど，適切な判断にもとづいて行う．家族との情報共有に際しても，高齢者本人に承諾を得るよう努力を払うことが必要である．

第6条　看護者は，対象となる人々への看護が阻害されているときや危険にさらされているときは，人々を保護し安全を確保する

　看護職員は高齢者が適切なケアを受けられるよう配慮し，看護が阻害されたり，危険にさらされている場合は保護するために働きかける。そのうえで，問題が解決するように適切に対応する。

　高齢者を保護し，安全を確保する名目で行われることの1つに身体拘束がある。そこには同時に高齢者が被る心理的身体的弊害がある。どんなに安全に配慮しても，高齢者のもつリスクを完全に回避することは難しいが，看護職員は過剰な安全対策が引き起こす高齢者への心理的身体的弊害を見過ごさず，高齢者を保護するために配慮しなければならない。

チェック項目

1　利用者の尊厳を尊重しているか
- ☐ 利用者を意思ある1人の人として対応している（モノのように扱っていない）
- ☐ ケアを押しつけたり，業務の都合に合わせていない
    - →例：食事を無理強いする，排泄方法を業務の都合に合わせて決めるなど
- ☐ 利用者の話（訴え）に耳を傾けている（無視していない）
- ☐ 誠意をもって接している

2　利用者の意思を尊重しているか，希望を実現しようとしているか
- ☐ 利用者の意思や希望を確認している
- ☐ 利用者の表情やふるまいに着目して，意思をとらえようと努めている
- ☐ 生活のなかで選択する場面をできるだけ多くつくるようにしている
- ☐ 利用者に必要な情報はきちんと提供し，見通しをもった説明を行っている
- ☐ ケアや関わりについてそのつど説明をし，理解を確認している
- ☐ 利用者の希望が実現できるように，多職種で連携している
- ☐ 代理決定者としてふさわしい家族などに判断を求めている（相談している）

3　利用者に心地よいケアを行っているか
- ☐ ケアの心地よさを本人に確認している（表情やふるまいに着目している）
- ☐ ケアや関わりの前後には声かけをし，利用者の了承を得ている
- ☐ 必要なケアやその手順をスタッフ間で共有している
- ☐ ケアを力任せに行っていない
- ☐ 丁寧なケアを心がけている

4　利用者の生活環境に配慮しているか
- ☐ 利用者の身につけている衣類やベッド周囲（リネン類）の清潔は保たれている
- ☐ 室内のにおいや音（話し声や業務にかかわる音）に配慮できる
- ☐ 温度や湿度に配慮できる

- ☐ プライバシーに配慮できる
- ☐ 利用者に敬意をもって接している

5 利用者に行われるケアについて疑問に感じたり，それを相談できる体制があるか
- ☐ 行われているケアについて，"果たしてこれでよいのか"と見直す機会がある
- ☐ 疑問に感じたことを口に出せる
- ☐ 疑問に感じたことを相談できる同僚・上司がいる
- ☐ 疑問に感じたことを多職種で話し合う機会がある
- ☐ 自分の考え方やその傾向を知る努力をしている

老年期の身体・心理・社会的側面の特徴

利用者は，加齢に伴う身体・心理・社会的側面でさまざまな変化を体験している。個々の加齢性変化は一様ではなく，個人差が大きい。検査値なども若年者とは異なった値を呈することも多く，また異常と考えられるような値であっても，本人にとって苦痛や支障となっていないこともある。そのため，ある時点の状態で判断するのではなく，それまでの経過を含めてアセスメントすることが必要となる。適切なアセスメントのためには，その利用者のふだんの状態を把握しておく必要がある。

疾患・加齢性変化による機能低下やそれに伴う生活の不自由さ，苦痛について多角的にアセスメントし，苦痛な症状の緩和や疾患の増悪などを生活のなかで予防できるようなケア提供や環境調整を行う。

チェックポイント

1. 利用者の生活状況を丁寧にみているか
2. 情報収集・アセスメントを多角的に行っているか
3. 利用者のふだんの状態を把握しているか
4. 日々のケアや関わりをとおして密な観察を行っているか
5. 利用者の意思を尊重しているか。選択する場面を多くつくっているか
6. 利用者の特性を考慮したコミュニケーションがなされているか
7. 利用者の生活と健康状態を考慮したケアの検討・提供がなされているか
8. 利用者のペースに合わせたケアをしているか

高齢者をとらえるための視点

　高齢者とは65歳以上の人を指す[*1]が100歳を超える人もおり，年齢層が幅広くそれに伴い経験や加齢性変化の個人差が大きい。加えて，個人のなかでも健康な部分とそうではない部分が混在している場合も多い（例：運動機能は低下しているが，認知機能は低下していない）。このように，「何重にも個人差の衣を着ている」[1)]のが高齢者の特徴であり，

さまざまな視点でその人をみていくことが必要である。また，複数の疾患に罹患していることもあるため，健康管理の際には，このことに留意する必要がある。

加齢による「4つの力」の低下

高齢者は心身の安定を保つための4つの力が低下する。このため，疾病にかかりやすく，悪化しやすいだけでなく，生活の質が低下しやすい。
- 適応力：生体内部と外部の変化に対して，一定の状態を保とうとする力
- 防衛力：有害刺激や異物の侵入を阻止・排除する力
- 予備力：負荷がかかった場合に備えている余剰の力
- 回復力：一度変化した状態から本来の姿に戻ろうとする力

高齢者の心身に起こりやすい状態や変化

これらの状態や変化は，それぞれが密接に関連して次々と以下の症状を引き起こしやすいことに留意する。
- 呼吸・循環機能が低下し，疲れやすい。
- 加齢や栄養不良により，筋力が低下しやすい。
- 感染症に罹患するリスクが高い。
- 排泄障害が起こりやすい（例：排尿障害，便秘・下痢）。
- 運動能力や感覚機能低下により，転倒・転落しやすい。
- 薬物の効果・副作用が強く現れやすい。
- 廃用症候群[*2]を起こしやすい［表1-2］。
- 体調悪化や生活環境の変化によって，心理的な反応を起こしやすい（例：せん妄，抑うつ状態）。

[*1]：2017（平成29）年に日本老年学会・日本老年医学会から高齢者の定義を75歳以上とすることが提言されている。
[*2]：活動性の低下による心身の機能低下で，特に高齢者は始まりが早く，悪循環を形成して進行しやすい（生活不活発病ともよばれる）。

表1-2 代表的な廃用症候群の症状

	症状
局所性の症状	・関節の拘縮 ・廃用性筋萎縮（筋力の低下, 筋耐久性の低下） ・サルコペニア（筋量減少症） ・骨粗鬆症 ・尿路結石 ・褥瘡 ・皮膚萎縮 ・静脈血栓症
全身性の症状	・心肺の機能低下（1回心拍出量の低下, 頻脈, 肺活量の減少, 最大換気量の減少） ・消化器の機能低下（食欲不振, 便秘） ・起立性低血圧 ・脱水症 ・誤嚥性肺炎 ・易疲労
精神症状	・知的活動低下 ・自発性の低下 ・うつ傾向 ・依存傾向

（山崎智子監修, 井上郁編著：明解看護学双書6 老年看護学. 金芳堂, 144, 2004. より一部改変）

高齢者ケアにおけるアセスメントのポイント

- 自分の偏見や固定観念で高齢者をとらえない。
- 情報の信頼性を高めるために, 情報収集の時間を十分とり, 複数情報源を用いる。
- 高齢者のふだんの様子, その人にとって正常な状態を日頃から把握しておく。
- 加齢によって身体のすべての器官の機能が低下することを念頭におく[*3]。
- 正常と病的状態の違いを区別する。
- 症状の現れ方が非定型的であることに留意する。
- 薬物が症状の原因・誘因になっている可能性を常に考える。
- 高齢者のなじみの環境のなかでアセスメントする。
- 虐待のサインを見逃さない。

[*3]: 近年, 加齢によってすべてのシステム（系）の機能低下が起こることがわかってきている。

高齢者の身体機能の変化

呼吸器系

- 肺の弾力性が低下し，胸郭を動かす筋肉が硬くなるため，胸郭の柔軟性も失われる。
- 肺活量が低下し，残気量が増加する。
- 肺胞での血流が低下しやすく，動脈血酸素分圧が低下しやすい。
- 咳嗽反射や線毛運動の低下によって，異物の除去や排痰がしにくくなる。

循環器系

- 心筋の弾性線維の減少などにより，心拍出量が低下する。
- 刺激伝導機能の低下などから，不整脈が起こりやすい。
- 動脈壁の肥厚・硬化などにより，血圧が上昇しやすい。
- 弁膜の石灰化により弁の閉鎖不全や狭窄が起こりやすく，心不全のリスクが高まる。
- 血圧の変化をとらえる圧受容器の感度が低下するため，寝起きや排泄，入浴，食事の後に起立性低血圧を起こしやすく，転倒・転落の原因にもなる。

消化器系

- 口腔：舌の運動能力と唾液分泌量の低下，歯牙欠損により咀嚼能力が低下しやすい。
- 喉頭：下垂[*4]により嚥下時に十分挙上しにくく，喉頭蓋の閉鎖が不完全となり，誤嚥のリスクが高まる。
- 食道：蠕動運動の低下によって食物の通過スピードが遅くなる。
下部食道括約筋の機能低下に加えて円背がある場合は，胃が圧迫されて胃食道逆流[*5]が起こりやすい。
- 胃：胃液分泌と運動機能の低下により，消化不良や胃内容物の停滞時間が長くなる。このため，胃もたれや嘔吐（胃食道逆流含む）を起こしやすい。
- 小腸：粘膜・筋層の萎縮により消化吸収能力や蠕動運動が低下する。腸内細菌叢のバランスがくずれやすい（善玉菌＜悪玉菌となりやすい）[*6]。

---

*4：70歳代では男性で約10 mm，女性で約4 mm下垂する[2)]。
*5：胃食道逆流は胃の内容物が食道へ逆流することであり，さらに気道に達することで誤嚥性肺炎のリスクが高まる。
*6：絶食や抗菌薬の服用は腸内細菌叢のバランスをさらに悪化させる。

- 大腸:蠕動運動が低下して腸内停滞時間が長くなるため,水分吸収が進んで便が硬くなりやすい。腹圧と直腸壁の感受性の低下により,便秘になりやすい。

泌尿生殖器系

- 腎臓:腎臓の尿濃縮能が低下しているために,体水分量が低下したときでも尿を濃縮(水分を再吸収)できず,体外へ水分を喪失してしまうため,脱水になりやすい[*7]。
抗利尿ホルモンの夜間の分泌が少なくなり,反応も緩慢になるため,夜間尿量が増加する。
エリスロポエチン(腎臓でつくられ,赤血球産生を促す)の分泌が減少するため,貧血になりやすい。
- 膀胱・尿道:膀胱容量の減少,膀胱収縮力や尿道括約筋の弱まりなどから,尿の蓄尿・排出機能が低下する[*8]。
- 前立腺:肥大して残尿が増加し,溢流性尿失禁を起こしやすい。
- 精巣:精子の数と運動性が減少するとともに,勃起しにくく射精量も低下する。
- 子宮:骨盤底筋群が弱くなるため,子宮下垂・子宮脱を起こしやすい[*9]。
- 腟:萎縮による腟炎や分泌物低下による外陰部瘙痒症になりやすい。

運動器系

- 白筋が萎縮して瞬発力が低下する。
- 平衡機能が低下して姿勢のバランスを保ちにくい。めまいを感じやすい。
- 関節軟骨の弾力性(クッション性)が低下するため,痛みが生じやすい。
- 関節の硬化や筋力低下によって関節可動域が制限されやすい。
- 神経伝達速度の低下に視力・聴力低下と筋力低下が加わり,何かに反応してからの動きが緩慢になる。
- 女性では骨量の低下が著しく,骨粗鬆症になりやすい。

感覚器系

- 視覚:水晶体の硬化と混濁によって老視や白内障になる。

[*7]:利尿薬を内服している高齢者の場合は電解質も失われやすいため,より脱水のリスクが高い。
[*8]:頻尿・尿勢低下・排尿後尿滴下などの下部尿路症状がよくみられる。
[*9]:子宮以外にも直腸,尿道,膀胱なども脱出しやすい。

- 明暗順応[*10]（特に暗順応）が低下する。
- 聴覚：一般に高音域の聞こえが悪い感音性難聴になりやすいが，耳垢閉塞や耳小骨の機能低下による伝音性難聴が起こる場合もある。
- 味覚：味蕾の減少や唾液分泌の低下によって感覚が低下するが，舌苔や薬物（例：抗がん薬）などが関与していることも多い。
- 嗅覚：嗅細胞の減少により，においの識別が難しくなる。

外皮系

- 表皮は薄くなるだけでなく真皮との結合力が弱まり，わずかな刺激でも表皮剥離しやすい。
- 皮脂腺や汗腺の機能低下が起こりドライスキンになったり，ターンオーバーの遅延やバリア機能の低下などで，皮膚損傷，瘙痒感（アレルギーなど），感染が起こりやすい。
- 血管拡張・収縮と発汗による体温調節機能が低下する。
- 触覚や振動覚，温度覚，痛覚が鈍くなる。
- 爪の肥厚・縦溝が生じ，もろく割れやすくなる。

高齢者の心理・社会面の特徴

- 新しいことを覚えたり学習する能力は低下しやすいが，経験や学習の積み重ねで獲得される能力は維持される。
- その人が生きてきた時代背景や人生経験の積み重ねが，現在の生き方や強みに大きく影響する。
- 老化や疾病による生活機能の低下に，親しい人の死などの喪失体験が積み重なり，生きる気力を失いやすい。
- ケアの場においても権利擁護が十分なされず，高齢者差別や虐待を受けやすい。
- 家族の状況やニーズも多様化しており，血縁や同居の有無にこだわらないサポートシステムが必要となる。

---

*10：明順応は暗いところから明るいところに移ったときに一過性にものが見えなくなるが，徐々に見えてくる反応で，暗順応はその逆の反応である。

チェック項目

1. **利用者の生活状況を丁寧にみているか**
   - ☐ 身体機能, 精神機能, 認知機能
   - ☐ 食事, 排泄, 移動, 更衣, 整容, 清潔などの生活機能
   - ☐ 対人関係(家族, 他利用者, ケアスタッフなど)
   - ☐ 楽しみにしていること, 趣味・嗜好, 仕事歴などの人生史

2. **情報収集・アセスメントを多角的に行っているか**
   - ☐ 介護職員や他のケアチームメンバーから情報を得る, 共有している
   - ☐ 医師にも診療に関する情報だけでなく, 利用者1人ひとりの生活状況・個人の考え方や意向・人生史などの人物像について, 日頃から話すようにしている
   - ☐ 何らかのアセスメントツールを使用している

3. **利用者のふだんの状態を把握しているか**
   - ☐ 発語や反応の有無にかかわらずふだんの状態を把握している
     →発語の状態, 意識レベル, 声かけや刺激に対する反応の仕方, 検査値, 表情の変化, 嫌がる仕草や反応, 行動のパターンなど
   - ☐ ふだんの状態を介護職員などケアチームメンバーと共有している

4. **日々のケアや関わりをとおして密な観察を行っているか**
   - ☐ 食事や入浴, 排泄に関する処置, 活動などをとおして観察を行っている
   - ☐ 状態の変化を把握している(「いつもと違う」状態をとらえている)
   - ☐ とらえた状態変化を介護職員にも伝え, 共有している
   - ☐ 観察でとらえたことから予測される状態悪化を回避するために, 生活上でのケアを検討・工夫している

5. **利用者の意思を尊重しているか。選択する場面を多くつくっているか**
   - ☐ 利用者の意思や希望を確認している
   - ☐ 生活のなかで選択する場面をできるだけ多くつくるようにしている

- [ ] 利用者が決定できる事柄について，ケアスタッフ間で共有している

6 利用者の特性を考慮したコミュニケーションがなされているか
- [ ] 視聴覚や認知機能など高齢者の機能に応じた声かけを行っている
- [ ] 眼鏡，補聴器，集音器などの必要な感覚器を補う道具を使用している
- [ ] 利用者と視線を合わせて会話している
- [ ] 言語的な表現だけでなく，非言語的に表出しているものもとらえている

7 利用者の生活と健康状態を考慮したケアの検討・提供がなされているか
- [ ] 残存能力を維持できるよう配慮できている
- [ ] チームで情報共有・ケアプランの検討がなされている

8 利用者のペースに合わせたケアをしているか
- [ ] 利用者の状態に合わせた方法で，ケアを行っている
- [ ] ケアや関わりの前後には声をかけ，利用者の了承を得ている
- [ ] 声かけや説明に対する本人の理解をそのつど確認している
- [ ] ケア後には心地よさなどを本人に確認している

認知症に対する理解とケア

利用者のなかには認知症をもつ人も多い。認知症の原因疾患を理解しておくことで，認知症をもつ利用者の反応・行動などを症状として理解し，適切な対応ができる場合も多い。また，便秘，不眠，瘙痒，疼痛などの身体的な苦痛が行動・心理症状（BPSD：Behavioral and Psychological Symptoms of Dementia）の出現や悪化の原因となっていることもある。

看護職員は，利用者の加齢性変化や認知症，抱えている慢性疾患から起こっている生活の不自由さを把握し，適切な対応・ケアができるようアセスメントし，ケアプラン立案に関わるとともに，苦痛緩和や意思決定・尊厳を保持したケアの提供ができるようケアチーム内での調整を図る。

チェックポイント

1. 認知症の基礎知識について理解しているか
2. 薬物治療について理解しているか
3. 認知症のインフォームド・コンセントについて理解し実施しているか
4. 認知症をもつ利用者とのコミュニケーションの基本姿勢について理解し実践しているか
5. 認知症をもつ利用者に対し適切なケア提供ができるように，利用者のことを理解・把握しているか
6. 生活状態のアセスメントにもとづきケアプランを立案しているか
7. 認知症をもつ利用者の家族の心情や状況を理解し，家族へのケアをしているか
8. 認知症ケアについて職員へ教育・研修を行っているか

認知症の概念と原因疾患

　認知症とは，「後天的な脳障害により一度獲得した知的機能が自立した日常生活が困難になるほどに持続的に衰退した状態」をさす。ここでいう知的機能には，記憶機能（新しく学習したり，学習で獲得した内容を保持し，必要に応じて取り出す），言語機能（言葉を発する，理解する，作成する，文字を読んだり書いたりする），見当識（時間，場所，人物を定位する），視空間機能（2次元あるいは3次元で道具を扱うなど，動作・作業を行う），実行機能（注意を向け判断し段取りをつける）などがある[1]。

認知症を引き起こす主な疾患として，何らかの原因により脳の神経細胞が徐々に死滅してしまう神経変性疾患（アルツハイマー病，レビー小体型認知症，前頭側頭型認知症など），脳梗塞や脳出血など脳血管疾患から起こる血管性認知症などがある。原因となる疾患に特徴的な症状や経過があるため，原因疾患がわかることで症状の理解やケア提供がしやすいことがある。認知症の主な原因疾患と特徴を**表1-3**に示す。また，正常圧水頭症，慢性硬膜下血腫など，早期治療により回復可能な認知症の特徴を理解しておくべきである。

表1-3 認知症の主な原因疾患と特徴

	アルツハイマー病	血管性認知症	レビー小体型認知症	前頭側頭型認知症
初期の症状	●数分前から数日前についてのもの忘れ（記憶障害），エピソード記憶の障害 ●時間や場所がわからない（見当識障害） ●料理や趣味，リモコンの操作ができなくなるなど，日常のなかでのものごとを遂行することが困難になる（実行機能の障害）	●数分前から数日前についてのもの忘れ（記憶障害） ●時間や場所がわからない（見当識障害）	●初期ではアルツハイマー病よりも記憶障害が軽い ●幻視 ・人や動物や虫などの幻視 ・鮮明で（生々しく），再現性がある，批判力をもっているのが特徴 ・認知機能障害が顕著になる前から出現 ●幻視にもとづく妄想 人や小動物が部屋の中にいるのが見えるなどと幻視を怖がる・被害的になる，嫉妬妄想 ●幻覚・妄想にもとづく不安，焦燥，興奮，異常行動 ●体感幻覚 皮膚感覚に関する幻覚で，足に蛇が這っている・背中に虫がいるなど ●抑うつ状態 ●意欲低下 など	●アルツハイマー病に比べ発症年齢が若い傾向がある ●記憶障害が目立たない。視空間認知やエピソード記憶・手続き記憶は保持 ●初期から病識がない ●人格の変容 ●行動異常（脱抑制・反社会的行動・常同行動） ・こだわり「繰り返し」行動（毎日同じコースを何度も歩き回る，同じ言葉を発し続けるなど） ・わが道を行く行動・抑制の効かない行動（衝動的な暴力やお金を支払わず商品を持ち帰るなどの行為） ・食行動の異常（大食いになる。こだわり行動と関連し，毎日同じものしか食べなくなる，味の濃いものや，清涼飲料水，和菓子などの甘いものを好む） ・影響されやすい（周囲からの刺激に容易に影響されるようになる。目の前の人の仕草を真似るなど） ●注意散漫・集中困難（落ち着きがなくなり，1つの行為を続けられない。その場に居続けられずどこかに行ってしまう行動＝立ち去り行動） ●無関心・自発性の低下 ●感情の変化が希薄になり，情緒的な交流が乏しくなる ●言葉が出にくくなったりする

(つづき)

	アルツハイマー病	血管性認知症	レビー小体型認知症	前頭側頭型認知症
認知症の進行とともにみられる症状・特徴	●失行，失認(視空間失認)，失語などの認知障害 ●心身の状態や周りの人の関わり方によっては物盗られ妄想 ●場合わせ・取り繕い ●徘徊 ●易怒性 ●意欲低下など ●病状が進行すると語彙が貧困となり言葉によるコミュニケーションが困難となる。歩行が不安定となり，座位中心の生活から臥床傾向となる。そのため，日常生活全般にわたり援助が必要となる。嚥下機能の低下もみられる	●失行，失認，失語などの認知障害 ●上下肢の麻痺 ●抑うつ状態 ●意欲の低下，自発性の低下 ●感情失禁 ●夜間せん妄 ●排尿障害，歩行障害，病的反射 ●仮性球麻痺に伴う嚥下障害，構音障害 ●パーキンソン症状など ※脳の損傷部位・程度によって異なる。比較的機能が保たれている部分とそうでない部分がある	●パーキンソン症状 手の震えや小幅歩行，体が硬くなる，無表情，前屈姿勢，動作緩慢 ●認知機能の変動 日や時間帯によって意識がはっきりしている状態とボーッとしている状態が入れ替わり起こる ●レム睡眠行動異常 睡眠中の夢に反応して動いたり声をあげたりする ●失神(起立性低血圧) ●重度の自律神経障害(便秘や頻尿，起立性低血圧)	●無関心・自発性の低下 症状の進行とともに意欲や自発性の低下が顕著になる ●脱抑制・反社会的な行動は，病状が進むと目立たなくなる ※臨床的には3つのタイプに分類 ・暴力や興奮などがみられる脱抑制型 ・閉じこもりや無為などがみられる意欲低下型 ・徘徊(周徊)・過食などがみられる常同症型
経過	ゆるやかに進行	脳梗塞などの脳血管疾患などの再発に伴い段階的に進行	ゆるやかに進行するが，経過が早い場合もある	
検査(脳の変化など)	●海馬の萎縮 ●側頭・頭頂連合野後部帯状回・楔前部での血流低下	梗塞などがみられる	●アルツハイマー病に比べ海馬の萎縮が少ない ●後頭葉の血流低下 ●MIBG心筋シンチグラフィーによる検査でMIBG(メタヨードベンジルグアニジン)の取り込みが悪いことも特徴的	●前頭葉や側頭葉が萎縮 ●前頭・側頭葉皮質での血流低下

(諏訪さゆり：認知症のケアとお薬のガイドブック.ワールドプランニング, 9, 2011／日本認知症ケア学会監修：地域における認知症対応 実践講座Ⅱ.2005／苛原実編著：認知症の方の在宅医療.南山堂, 2010.を参考に作成)

認知症ケアのためのアセスメントとケアプラン策定の視点

　認知症高齢者1人ひとりに最適なケアを提供するためには，的確なアセスメントが必要となる。多面的に観察・情報収集を行い，全体像を把握したうえで，ニーズや課題を明確にし，解決のためのプランを策定し，ケアチームで共有し実行することが重要となる。

認知症高齢者の場合は、認知症の症状だけではなく、併存する慢性疾患や加齢による身体・精神機能の変化も確認しながらケアをすることが求められる。観察や情報収集は多岐にわたり、漏れのないようアセスメントツールを使用するのも1つの方法である。「認知症の人のためのケアマネジメント センター方式」[*1]は、「その人らしいあり方」「安心・快」「自分の力の発揮」「安全・健康」「なじみの暮らしの継続」という5つの視点をもって、情報収集やケアプランを組み立てるため、利用者の24時間の生活の流れに沿って全体的な課題やケアプランが集約できるようなツールである。また、認知症高齢者の生活機能や本人以外の環境などを丁寧にみていく際には、ICF（国際生活機能分類）の視点をアセスメントにいかし、ケアプランにつなげていくことも大切となる。

認知症をもつ人を「1人の人」として尊重し、その視点や立場に立って理解したうえで、ケアを行おうとする考え方が「パーソン・センタード・ケア」である。認知機能や健康状態、性格、人生史、家族や周囲との人間関係などの個別性をふまえ、関わりやケアをとおして、本人が今どのような体験をしているのか、どう感じているのかということをスタッフが理解し、ケアすることが求められる。

認知症の症状とケア・コミュニケーション

認知症に伴う症状は、認知機能障害（中核症状）と行動・心理症状（BPSD）、身体症状に分けられる。

認知機能障害とケア

新しい情報を学習することや過去に学習したことを思い出すことができない（記憶障害）、時間や場所・人がわからなくなる（見当識障害）、言葉が出ない・言い換えや理解ができない（失語）、麻痺がないにもかかわらず衣服の着脱や道具の使用ができない（失行）、感覚機能が障害されていないにもかかわらず、対象を認識または同定できない（失認）、計画を立て順序立てて行うことができない（実行機能障害）などがある。

認知症高齢者は、記憶障害により同じことを繰り返し話すことがある。内容は、役割や価値観・信念などにより利用者にとって大切に思っている事柄である。数分前に伝えた

[*1]：厚生労働省が2000年に設置した全国3か所（東京、仙台、大府）の「認知症介護研究・研修センター」が中心になり開発した認知症のためのケアマネジメントシートのこと。

事実があったとしても,そのことを忘れており(短期記憶障害),しかも話したという体験そのものを忘れている(エピソード記憶障害)ため,話したそのときが本人にとっては毎回初めてととらえている。しかし,「さっきやりましたよ。話しましたよ」と返されると,利用者は否定されたとの思いだけが残る。そのため心情を察し,同じ事柄でも否定せずに対応し,利用者がそのつど安心できるよう対応することが必要となる。

また,見当識障害により,何時に何をするのかがわからず自分のこれまでの生活ができなくなったり,自分のいる場所がわからなくなり不安になったり,トイレなど目的の場所がわからなくなることもある。それらのことで不安や混乱が生じたり,自分の生活を自律して過ごすことができなくなる。そのため,挨拶やそのつど声をかけたり,説明する。施設職員から自己紹介して,利用者にとって何をしてくれる人なのかを伝えることが大切である。さらに,場所などをわかりやすく表示するなどの環境調整を行うなど,認知症をもつ利用者が安心して生活できるようにすることが重要となる。

認知機能障害により,日常生活のさまざまなことができなくなり,介助が必要となる。どの部分ができるのか・できないのか,細やかな観察をもとに本人ができるような介助方法を工夫し,環境調整する視点が必要となる。

行動・心理症状(BPSD)とケア

行動・心理症状(BPSD)とは,認知機能障害にさまざまな誘因(身体・精神・環境要因)が加わって引き起こされると考えられている行動障害や心理症状のことをいう。強い不安やこだわり,執着,興奮,暴力・暴言,徘徊,不眠,幻覚,妄想,帰宅要求,無関心・無気力などがある。行動・心理症状(BPSD)に対しては,誘因となっているものを確認し,改善することが重要となる。

発熱や脱水,高血圧や糖尿病などの持病の悪化,薬物の副作用,便秘や下痢,疼痛などの身体的な苦痛や不快感などが身体要因とされる。また,もともとの性格や精神障害,抗精神病薬・抗不安薬・睡眠導入薬などの向精神薬も行動・心理症状(BPSD)に影響する。認知症をもつ利用者にとってわかりにくい居室や施設内の物的環境や入所といった環境変化そのもの,さらに環境としての人的要因であるケアスタッフの対応・関わり方も行動・心理症状(BPSD)を悪化させることがある。

認知症を正しく理解し,認知症をもつ利用者その人を理解したうえで,信頼関係を築き,安心できる環境調整が求められる。

身体症状とケア

　認知症の進行に伴い，尿失禁，歩行ができなくなる，物の飲み込みが悪くなる（嚥下障害）・喋りにくくなるなどの身体症状が起こり，意思疎通も困難となり，臥床状態となる。経過に応じたリスク管理（転倒防止，誤嚥・窒息防止など）とともに，感染症や拘縮・褥瘡予防などの二次的な障害を予防するようケアを丁寧に提供する必要がある。

　また認知症は，症状の進行は人それぞれであるが最終的には寝たきりの状態（臥床状態）となり，嚥下障害を伴うことが多い。認知症の経過について家族にも説明し，栄養法や療養場所の選択など終末期の対応についても，本人の意向も含めて検討しておくことが望まれる〔「認知症高齢者の終末期における意思決定支援」（231ページ）も参照〕。

　嚥下障害により誤嚥性肺炎を繰り返すようになると，胃瘻造設が1つの選択肢として提示されることがある。しかし，胃瘻造設により誤嚥性肺炎を予防できるという根拠はなく，むしろ逆流による誤嚥，下痢，悪心などの合併症，身体拘束がされるなど，本人にとって有益なものとならないことも多い。そのため，経口摂取の可能性や栄養法など本人の意思も含めて，家族・ケアチームと十分検討しておく必要がある。

家族からの情報収集とケア

　認知症をもつ利用者自身が身体的な苦痛や不快感，感情やこれまでの生活史などの自身のことを表現することが困難なため，家族から情報を得ることも個々に応じたケア提供のためには欠かせない。しかし，家族は認知症をもつ利用者をケアすることで，家族自身も負担感や疲労感をもっているうえ，高齢者自身に代ってさまざまな意思決定を家族が担う部分が多くなるため，家族の身体的・精神的なサポートも必要となる。

　認知症については，資料「認知症の基礎知識」（220ページ）をあわせて参照してほしい。

チェック項目

1 認知症の基礎知識について理解しているか
- ☐ 認知症の概念
- ☐ 認知症をきたす原因疾患と特徴的症状
- ☐ 具体的な記憶機能障害
- ☐ 具体的な行動・心理症状（BPSD）
- ☐ 具体的な行動・心理症状（BPSD）を起こしやすい要因
    - →孤立, 不安, 不適切な住環境, 不適切なコミュニケーション, 生活リズムの乱れ, 介護の放棄, 過干渉, 身体合併症, 全身状態の不調, 不適切な薬物の使用
- ☐ 行動・心理症状（BPSD）に関連する生活因子
    - →健康状態, 人生歴, 環境, 心理状態, 社会的心理状態
- ☐ 加齢によるもの忘れと認知症による記憶障害の違い
- ☐ 認知症, うつ病, せん妄の違い

2 薬物治療について理解しているか
- ☐ 薬物療法の意義
- ☐ 治療の対象となる症状
- ☐ 一般的に使用される薬物の種類
- ☐ 薬物の効能・効果
- ☐ 薬物の副作用
- ☐ 確実な投与・服薬方法
- ☐ 利用者・家族への説明の必要性
    - →薬物治療の必要性, 使用目的, 治療の効果, 薬物の副作用, 与薬方法, 症状変化や効果の判定

3 認知症のインフォームド・コンセントについて理解し実施しているか
- ☐ 診断の経緯や告知の内容について理解している
- ☐ 告知後の本人や家族の心理を把握している

- ☐ 関連する法制度や関係機関を理解している
    - →介護保険法，認知症疾患医療センター，地域包括支援センター，認知症コールセンター，成年後見制度，地域福祉権利擁護事業など

4 認知症をもつ利用者とのコミュニケーションの基本姿勢について理解し実践しているか

- ☐ 同じ目線で会話をし，温かいまなざしでやさしく接している
- ☐ 相手を受容し聞き上手になっている，人生の先輩から学ぶ姿勢をもって接している
- ☐ 言動や行動・心理症状（BPSD）の背景にあるものを理解するように努めている
- ☐ 表情や状態を観察し，言葉と身体の表現を併せて読み取るように努めている
- ☐ 看護職員自身が余裕をもって接している
- ☐ 本人が理解できるよう言葉の使い方やジェスチャーを入れるなど工夫している
- ☐ 五感を働かせるよう工夫している
- ☐ 安心できる環境づくりに配慮している
- ☐ 本人の世界と通常の世界のずれを理解するようにしている
- ☐ 本人がいきいきと生活していた時代や大切なものをコミュニケーションのなかに取り入れている

5 認知症をもつ利用者に対し適切なケア提供ができるように，利用者のことを理解・把握しているか

- ☐ 健康管理ができている
- ☐ 心理面での理解ができている
    - →高齢期の喪失体験，個の生活歴や性格・価値観，疾患の受容に関する理解
- ☐ 段階的に変化する心理面の理解
- ☐ 生活状態を観察している
    - →生活障害・性格変化・原因疾患の影響
- ☐ 生活の質や権利擁護について理解している（リスクマネジメントを含む）
    - →個の尊重，意思決定の尊重，プライバシーの保護，身体拘束について，虐待の禁止，苦情・指摘や要望について，利用者・家族が望むその人らしい暮らしの尊重，自立支援の尊重，尊厳に関する制度に対する理解

6 生活状態のアセスメントにもとづきケアプランを立案しているか

- ☐ ICF（国際生活機能分類）の視点から生活をとらえている
- ☐ センター方式など，アセスメントにもとづいてプランを作成している
- ☐ 身体機能や感覚機能についてアセスメントしている

- ☐ 生活歴についてアセスメントしている
- ☐ 精神面, 性格傾向についてアセスメントしている
- ☐ 環境(人的, 社会的, 物理的)についてアセスメントしている
- ☐ 利用者の人格を尊重した視点にもとづいてプランを作成している
- ☐ 家族, 主治医, 介護支援専門員(ケアマネジャー)などからの情報をアセスメントしている

7　認知症をもつ利用者の家族の心情や状況を理解し, 家族へのケアをしているか

- ☐ 家族の認知症の理解について確認している
- ☐ 家族の心理を理解している
- ☐ 家族から情報を得ている
- ☐ 家族と認知症をもつ利用者の関係性について確認している
- ☐ 家族の介護能力や情報量を確認している
- ☐ 家族の受容の程度を確認している
- ☐ 認知症の進行や今後起こりうる状態について説明している
- ☐ 認知症の進行や今後起こりうる状態により, 治療や療養の場などの選択について考えられるよう情報提供している

8　認知症ケアについて職員へ教育・研修を行っているか

- ☐ 認知症ケアに対する施設の理念を職員に周知している
- ☐ 認知症ケアに関わる専門職としてのあり方について教育している
- ☐ 定期的に施設内で研修を立案・実施している
- ☐ 積極的に外部の研修へ参加し新しい知識, 技術を習得している

Chapter 2

看護の役割と看護実践

利用開始時の援助
生活リズムを整えるための基本的ケア
　　呼吸に関するケア（吸引含む）
　　循環に関するケア
　　体温調節に関するケア
　　睡眠に関するケア
　　移動・姿勢保持に関するケア
　　食べる・飲むためのケア
　　排泄に関するケア
　　皮膚に関するケア
　　身体の清潔に関するケア
　　身だしなみに関するケア

薬の管理
緊急時の対応（事故も含む）
看取りの援助
利用終了時の援助

利用開始時の援助

介護施設の利用を開始するということは、高齢者にとっては生活の場が変化することである。適応力が低下した高齢者にとっては、大きなストレス・負担となる。
看護職員は、高齢者が早期に物理的・人的環境に慣れ、生活リズムが整うよう、また、医療機関から介護施設へ移り、利用を開始する場合には健康回復が促進されるよう支援する。

チェックポイント

1 利用開始前に関わった関係者から利用者についての情報収集ができているか
2 居室の準備ができているか
3 利用開始時のオリエンテーションができているか
4 利用者本人の意向を直接確認しているか
5 家族の意向を直接確認しているか(事前の情報と相違はないか、意向の詳細について確認しているか)
6 利用開始時の心身の状態の観察ができているか
7 利用者に対するケアのポイントを理解しているか
8 介護職員と連携し情報を共有できているか
9 ケアの仕組みづくり:初期ケアプランができているか
10 介護職員などの医療的ケア(喀痰吸引等)の体制は整っているか

利用開始時の援助の意義

　高齢者は環境の変化に対する適応力は低下するが、尊厳が守られていることを実感し、自身の生活機能がよりよく発揮できる環境への変化であれば、そのことによるダメージは最小限となり、自分らしい生活を新たに構築することができる。特に少子高齢化が進行している現在では、高齢者の単身世帯や、いわゆる「老老介護」「認認介護」といった高齢者世帯が増加しているために、利用開始前の生活リズムが家族ともども乱れてしまっていることも多い。また、病院における在院日数の短縮化から、医療ニーズが高い高

齢者が退院後ただちに介護施設を利用することも多い。

そのため、利用開始後の生活が本人の尊厳を守るものとなり、いかなる健康レベルにあったとしてもその人なりに生活機能が十分に発揮され、家族との関係性が良好なものに維持・回復できるよう生活を整える必要がある。

利用開始時の援助における看護職員の役割

高齢者自身が施設での生活に対し、どのような望みや期待があるのか、今後の生活や医療ニーズが生じたときの対応についての意思確認または意思決定能力を確認し、本人の意思を尊重することを重点に考える。加齢・疾患などに伴う身体・心理・社会的機能をアセスメントし、自身のもつ生活機能を維持できるようADL (activity of daily living：日常生活動作) 介助方法を検討するとともに、居室環境・生活行動の安全性も併せて考慮する。服用している薬物や継続の必要な医療処置、健康状態に関する情報を確認・アセスメントし、施設内での健康管理を行う。

また、施設は集団生活であることから感染症の持ち込み防止の策を講ずるとともに、以前の病院や施設からの感染症(保菌)情報を確認し、必要な対応について具体的に検討しておくことが求められる。

これらのアセスメントやケアプランについてケアチームで共有する。

アセスメントとケア

まずは利用者から今後、どのような生活を送りたいと思っているか、希望や気になっていることなどを確認することが重要となる。

さらに、家族・親族や担当の介護支援専門員(ケアマネジャー)、後見人などから利用開始前の1日の生活の様子や健康状態、家族の生活状況(経済面も含めて)、家族による介護状況、住居環境、かかりつけ医、既往歴・現病歴と治療状況(服薬状況)、実施が必要な医行為、居宅介護サービス計画にもとづいた在宅ケアチームによる支援の具体的な内容などをふまえて、利用者の生活リズムがどのようなものであったのかを把握し、それらの情報をケアにいかしていく。

疥癬を含め、感染症については、利用者・家族、介護支援専門員(ケアマネジャー)などが利用開始まで気づかないことも多いので、身体の観察は重要である。

これらの情報を得たうえで、看護職員は看護計画を立案し、介護職員との間で食事

や入浴,排泄など日常生活を支えるケアの役割分担を行っていく。

　また,環境変化への利用者の適応力の発揮を支えるために,施設での生活の1日の流れや1週間,1か月の流れを説明し,利用者に主に関わる職員から自己紹介する。他の利用者との関係性を構築し,施設内での居心地をよりよくするために,他の利用者とお互いに挨拶を交わせるような人間関係につなげることも重要である。施設を安心して利用するために,施設内の各所や物品の利用方法などを利用者と家族にわかりやすく説明することも必要となる。これらは利用者・家族が施設に関わるさまざまな人々と信頼関係を構築することを助ける。

　さらに利用者と家族の意思を尊重した介護サービス計画と看護計画を実施していくこと,また,介護施設において利用者の意思の実現を支援するにあたって予測されるリスクを防止することとその具体的方法を利用者・家族に丁寧に説明することも信頼関係を構築するために重要である。

利用者の変化時の対応と終末期ケアへの準備

　利用者の尊厳を守るため,最期をどのような場所や状態で迎えたいか,本人と家族の意向を確認するとともに,心身に何らかの変化が生じたときの医療対応や連絡方法についても家族との間で取り決めておくことが望ましい。

　一方で,利用者やその家族によっては,利用開始直後に終末期の意思を確認されることに戸惑いを抱くこともあるため,配慮が必要となることもある。看護職員は,生活相談員等と連携をとりながら家族や利用者の様子を観察し,時期を見計らいながら確認していくことが望ましい。

チェック項目

1 利用開始前に関わった関係者から利用者についての情報収集ができているか

- ☐ 家族などから情報収集ができている
  → キーパーソンは誰か,家族構成,生活歴,本人の趣味や楽しみ,食事に対する嗜好,入浴や保清はどのようにしていたか,排泄の習慣,利用開始前の生活習慣(起床から就寝まで,就寝中の行動など),本人の将来に対する家族の希望(在宅復帰の意向はあるか,生活の場に対する希望の有無),急変時や終末期の対応に対する家族の考え・意向
- ☐ 主治医から情報収集ができている
  → 病歴と現在治療中の疾患,投薬内容,ケア上注意すべきこと,受診間隔,急変時の対応
- ☐ 看護職員から情報収集ができている
  → 療養上注意すべきこと,継続して必要な医療処置・医療的ケアなど(経腸栄養,吸引,吸入,褥瘡処置,気管切開の管理[カニューレ管理を含む],膀胱留置カテーテル・導尿,浣腸・摘便など),薬物療法の内容,投与方法,投与上の注意点(例:服薬ゼリーを用いる),療養中に起きた問題[トラブル,事故,行動・心理症状(BPSD)など],看護上特に注意すべきポイント(意思疎通が図れるかなど),家族の状況や本人と家族との関係
- ☐ 介護支援専門員(ケアマネジャー)から情報収集ができている
  → ケアプラン(居宅サービス計画書・施設サービス計画書)の内容,利用開始までの経過,サービス内容,サービス提供事業者,要介護度等認定の状況,家族との関係,生活や資産の状況

2 居室の準備ができているか

- ☐ 障害の程度や利用開始前に得られた情報を考慮し,ベッドや福祉用具などの準備をしている
- ☐ ベッドや福祉用具・家具などの位置や場所について,障害の程度や利用開始前に得られた情報を活用している
- ☐ 事前に準備した居室の状況について,利用開始後に評価している(情報の読み取りやアセスメントにより考慮したことが実際に有効であったか)

3　利用開始時のオリエンテーションができているか
- ☐　施設内の設備，居室の場所や居室内の福祉用具および家具などの配置
- ☐　1日の生活の流れ
- ☐　週間・月間行事
- ☐　施設内の介護職員やリハビリ職員などのケア提供者の紹介
- ☐　他の利用者の紹介，利用者への紹介

4　利用者本人の意向を直接確認しているか
- ☐　今後の生活に望むこと・気がかりなこと
- ☐　今後の療養場所についての意向
- ☐　急変時の対応や終末期の意向

5　家族の意向を直接確認しているか（事前の情報と相違はないか，意向の詳細について確認しているか）
- ☐　今後の生活に望むこと
- ☐　今後の療養場所についての意向
- ☐　急変時の対応や終末期の意向

6　利用開始時の心身の状態の観察ができているか
- ☐　麻痺（部位・程度），歩行状態など身体機能
- ☐　認知機能や精神機能
- ☐　ADL（日常生活動作）やIADL（instrumental activities of daily living：手段的日常生活動作）
- ☐　医療や処置に関連する症状や状態
- ☐　感染症に関する症状の有無（皮膚状態，咳，嘔吐や下痢など）

7　利用者に対するケアのポイントを理解しているか
- ☐　利用者の精神的な不安を理解している
- ☐　適切な説明と同意を得ながらケアしている
- ☐　次に行う行動をわかりやすく伝えている
- ☐　日中過ごすところ，寝る場所など利用者の安心できる場所を確保している
- ☐　人や物の場所を利用者にとってわかりやすくしている
- ☐　施設の1日の流れがわかるよう工夫して伝えている

8 介護職員と連携し情報を共有できているか

- [ ] ケアプランのなかで，高齢者の健康状態・健康管理に関する情報（悪化など当面予測される症状などを含む）を説明し，当該症状が観察された際にフィードバックしてもらうようにしている
- [ ] 経管栄養，人工肛門，膀胱留置カテーテルなど医療処置が必要な高齢者の場合，生活援助上での注意する点を細やかに説明している
- [ ] 身体・心理・社会的側面より予想されるリスクについてわかりやすく説明し，ケア・対応について検討・共有している
- [ ] 利用開始後の知り得たケアに必要な情報を相互に共有し，必要時ケアプランの修正をしている

9 ケアの仕組みづくり：初期ケアプランができているか

- [ ] 他職種とケアカンファレンスをしている
- [ ] 必要なケアについてケアチームに周知されている
- [ ] 注意すべきケアについてケアチームに周知されている
- [ ] 予想されるリスクのマネジメントができている
- [ ] 利用者のケア提供に必要な物品が施設内にある（代替品の確保または入手の手配ができる）
  - →必要性，コスト，効果など検討している

10 介護職員などの医療的ケア（喀痰吸引等）の体制は整っているか

- [ ] 事業所が「登録特定行為事業者」として登録している
- [ ] 介護職員などが「認定特定行為業務従事者」の資格をもっている
- [ ] 事業所が「認定特定行為業務従事者」を，都道府県に登録している
- [ ] 医師・指導看護師と「認定特定行為業務従事者」の連携により施行している
- [ ] 医療的ケアを必要とする利用者に説明を行い，同意を得ている

生活リズムを整えるための基本的ケア
呼吸に関するケア（吸引含む）

呼吸は，生命維持の基盤であり，その機能低下が死につながる。加齢とともに呼吸機能は全般的に低下し，慢性呼吸器疾患は呼吸機能をいっそう低下させる。その結果，活動は大きく妨げられ，日常生活に大きな影響を与える。
高齢者における呼吸ケアは，日常生活のなかで支障となる活動は何かを把握し，本人がこれまでの経験で習得した方法を尊重するなどの視点が必要である。

チェックポイント
1　呼吸状態に変調をきたしていないか
2　呼吸状態の変調に病理的要因が関与していないか
3　呼吸状態の変調に治療的要因が関与していないか
4　呼吸状態の変調に状況的要因が関与していないか
5　呼吸状態の変調を改善させるケアが行われているか
6　口腔内・鼻腔内・気管カニューレ内の吸引が正しく行われているか
7　介護職員と連携し情報を共有できているか
8　ケアの仕組みづくりはなされているか

生活からみた高齢者の特性

高齢者にとっての呼吸機能

　高齢者にとって，咳が出る，痰が絡むことが多い，軽い動作でも息切れがする場合は，加齢による呼吸機能の低下だけではなく，肺疾患などが存在していることがある。本人から訴えがなくても，日常生活のケアで関わりながら，症状の有無や程度に目を向けていくことが大切である。

加齢に伴う呼吸機能の変化

- 肺の弾力性が低下し，胸郭を動かす筋肉が硬くなるため，胸郭の柔軟性も失われる。

- 肺活量が低下し，残気量が増加する。
- 肺胞での血流が低下しやすく，動脈血酸素分圧が低下しやすい。
- 咳嗽反射や線毛運動の低下によって，異物の除去や排痰がしにくくなる。
- 嚥下機能が低下し誤嚥を起こしやすくなる

　このような変化により，日常生活における呼吸(器)症状(例：労作時息切れ，咳，痰など)が起こりやすくなる。また，無気肺や肺炎(誤嚥性)に移行するリスクが高くなる。

高齢者に生じやすい呼吸機能の障害(疾患)

- 慢性閉塞性肺疾患(COPD)，肺がん，肺炎，心不全や腎不全の悪化により二次的に生じるものなど

加齢に伴う呼吸機能の低下が日常生活・活動に及ぼす影響

- 労作時の息切れなどが起こると，活動そのものの妨げとなる。そのため，活動範囲が狭まる傾向にある。
- 異物の除去や排痰がしにくくなることにより，誤嚥や窒息のリスクが増加する。またそれらが，飲食に対する恐怖感や摂食不良につながることもしばしばある。
- 誤嚥を繰り返すようになると，自分のペースによる摂食ができなくなり，身体的のみならず精神的な苦痛も増す。
- 誤嚥性肺炎などを起こすと，医療処置の必要性があるため入院加療を余儀なくされることもしばしばある(今までの生活自体が維持できなくなる。QOLなどへも影響を及ぼす)。

加齢に伴う呼吸機能の低下を促進する要因

- 病理的要因：肺や気管そのものの疾患，胸郭の動作を妨げる肋骨・胸筋・腹部の障害，脳神経外科的疾患や高血圧などの呼吸中枢に影響を及ぼす疾患，精神疾患などの治療不十分や悪化，認知症の行動・心理症状(BPSD)の出現による精神的興奮，うっ血性心不全や腎不全による肺水腫，貧血による呼吸の仕事量増加
- 治療的要因：薬の副作用として呼吸状態に影響を及ぼすものがある。代表的なものとしては，催眠・鎮静薬，筋弛緩薬，精神安定薬，などが挙げられる。
- 状況的要因：喫煙習慣，精神的なショック，不安，焦り，興奮，疲労，睡眠不足，低活動，便秘

看護職員の役割

現在の呼吸機能を維持することは高齢者の活動に対する耐性を強化し，ADLの維持につながる。無理に機能回復に励むというよりは，日常生活のなかでできる動作を維持し，楽しんで施設の行事や地域の活動への参加を促すなどの視点が大切である。

適量の運動が維持されることによって，呼吸筋をはじめとする全身の筋力維持につながることを多職種間で共有する。

また，呼吸器感染症は高齢者の呼吸機能を悪化させる要因である。ワクチン接種や口腔ケアによって，呼吸器感染症を予防すること，異常の早期発見に努めることも看護職員の役割である。

慢性閉塞性肺疾患（COPD）の患者など，必要があれば，医師に吸入療法や酸素療法の適応を相談する。

アセスメントとケア

アセスメント

- 日常生活での運動量，喫煙習慣，疾患についての診療記録・問診などの情報から，利用者の呼吸機能を低下させる要因について明らかにすることが必要である。
- 急性の呼吸困難ではない場合は，日常生活と結びつけて呼吸困難，息切れ感を利用者にたずねるようにする。いつも行う活動で息切れを感じるかどうか，何回休むかなどの日常生活行動の変化から息切れを疑うことができる。
- 呼吸困難感は主観的な体験で，$PaCO_2$やPaO_2と常に相関するとは限らないことに注意する。
- ヒュー・ジョーンズ分類[表2-1]は，呼吸困難の程度を客観的にアセスメントする場合

表2-1 ヒュー・ジョーンズ分類

I度	同年齢の健常人と同様に歩行・階段歩行・労作ができる
II度	平地は健常人と同様に歩行できるが，坂道・階段は健常人なみに歩けない
III度	平地さえ健常人なみに歩けないが，自分のペースなら1.6 km以上歩ける
IV度	休みながらでないと，50 m以上歩けない
V度	会話，着替えにも息切れがする。息切れのため外出できない

に有用である。

具体的ケア

排痰

　高齢者は，安静臥床が続いたり低栄養による体重減少により，呼吸筋量の減少を招き，痰の自力喀出に必要な呼吸筋の低下を引き起こす。自力喀出が困難な場合は，気道内分泌物を除去するために排痰援助を積極的に行う必要がある。

　排痰法は，痰の粘稠度を下げるための水分摂取や加湿，咳払いによる排痰，体位排痰法（体位ドレナージ），用手的排痰法などの援助がある。それでも十分に去痰ができない場合は，薬物（吸入，注射，内服）などを検討する。

咳払いによる排痰法
①椅子などにゆったりと座って，最初は自然に呼吸する。
②深く息を吸い込む。その後，声門と口を開け「ハー」と息を吐く（ハフィング）。
③2～3回ハフィングを行い，しだいに最大吸気位までの深い呼吸にする。
④のど元に痰が絡む感じがしたら，咳をし，次にやや強い咳を2～3回して痰を出す。

呼吸法

　呼吸運動では，横隔膜，肋間筋のほかに頸部・体幹・腹部の筋肉が協働することが重要である。なかでも横隔膜は呼吸運動の約80％を担っているので，その機能を高めることは重要である。

　口すぼめ呼吸は，口をすぼめてゆっくり息を吐くことにより，気道内圧を高めて気管支内外の圧較差を減らし，気道の閉塞を防ぐ。また，慢性閉塞性肺疾患（COPD）の場合，肺や胸郭の過膨張が起こり，横隔膜が押し上げられるため呼吸運動が制限され，呼吸補助筋を使用した浅い呼吸となる。そこで腹式呼吸（横隔膜呼吸）を行うことにより一回換気量が増加し，呼吸数が減少し換気効率が改善する。

口すぼめ呼吸法
①鼻から息を吸い込む。
②唇を軽く閉じて「フー」という音をさせながらゆっくりと息を吐く。吸気と呼気の比率は1：2以上で行う。

腹式呼吸（横隔膜呼吸）

① セミファウラー位（もしくは臥位や座位）をとり，膝を立て，腹部の上に軽く手をのせる。
② 腹部を膨らませるように，鼻から大きく息を吸う。
③ 口からゆっくりと息を吐く。同時に腹壁をへこませ（横隔膜を上げ），すべての息を吐き出す（臥位もしくは座位の場合もセミファウラー位の方法に準ずる）。
※訓練だけでなく，レクリエーションや日中活動など身体活動を促すなかで呼吸・循環を活性化する。

酸素療法

　酸素療法とは，低酸素血症に対して酸素を投与することである。酸素療法を行う呼吸不全の高齢者については，呼吸器系の観察や症状管理に加えて，合併症などの全身管理，または身体活動制限や低酸素血症により発症しうるせん妄や，廃用症候群の予防的なケアが重要となる。酸素療法の心理面への影響にも十分配慮する。

口腔内・鼻腔内・気管カニューレ内の吸引

　目的：それぞれの貯留物や分泌物の除去，気道閉塞の予防・肺換気の改善，呼吸器合併症（無気肺，肺炎など）の予防・改善のために，自力での喀出が可能かどうかで吸引部位を選択して実施する。

口腔内・鼻腔内吸引

- 口腔内や鼻腔内の解剖学的構造を理解しておく。
- 必要物品を準備する。
- 起こりうる苦痛と協力について伝え承諾を得るなど，高齢者側の準備を実施する。
- 苦痛や嘔吐による誤嚥，有効な吸引に配慮した体位を整える。
- 自己および高齢者に対する感染予防策を実施する。
- 粘膜を傷つけないよう吸引圧は 20 kPa 以下とする。
- カテーテル挿入中は吸引圧をかけない。

  〔口腔内吸引〕
  - 嘔吐反射を誘発しないよう注意しながら口腔内（奥歯と頬の間，舌の上下と周囲，前歯と唇の間など）吸引を実施する。

  〔鼻腔内吸引〕
  - 15～20 cm（咽頭部に到達）を目安にカテーテルを挿入し吸引を実施する。
  - カテーテル先端の吸着予防や分泌物をまんべんなく吸引するために，吸引中は

カテーテルを回転させる。
- 利用者の苦痛や低酸素状態を回避するため，1回の吸引時間は10〜15秒以内とする。
- 利用者にねぎらいの言葉をかけ，呼吸状態，バイタルサイン，分泌物の量や性状(色，粘稠度)などを確認する(再度吸引が必要な場合は，呼吸状態が整ってから行う)。

〔吸引により起こりうる危険性〕
- 不快や痛みなどの苦痛
- 口腔内・鼻腔内・気道の損傷
- 低酸素状態
- 不潔操作による感染

気管カニューレ内の吸引

- 挿入部位の解剖学的構造を理解しておく。
- 物品の準備，利用者側の準備，感染予防策を実施する。
- 吸引圧は，20 kPa以下とする。
- 口腔内・鼻腔内吸引とは異なり無菌操作が要求されるため，カテーテル先端約10 cmの部位は他の物に触れさせない。
- 気管カニューレ内腔の長さは7〜10 cm程度であり，その長さ分だけカテーテルを挿入し，吸引を行う。
- サイドチューブがある場合はこちらも吸引を行う(カフ上部の分泌物の吸引)。
- 利用者の苦痛や低酸素状態を回避するため，1回の吸引時間は10〜15秒以内とする。
- 利用者にねぎらいの言葉をかけ，呼吸状態，バイタルサイン，分泌物の量や性状(色，粘稠度)などを確認する(再度吸引が必要な場合は，呼吸状態が整ってから行う)。

※いつでも吸引を実施できる準備を整えておく。
※吸引中や吸引後に起こることが予測されるトラブルに対しての対応・連絡・報告の手順などを定め，関係者で共有する。

チェック項目

1 **呼吸状態に変調をきたしていないか**
- ☐ 呼吸困難や息切れなどの自覚症状の有無
- ☐ 呼吸数, リズム, 深さ, 呼吸音, 努力性呼吸の有無
- ☐ 咳嗽, 喘鳴, 喀痰, 胸内苦悶, 胸痛, 心悸亢進・動悸, 倦怠感, チアノーゼ, 冷汗, 頭重感・頭痛, 意識障害などの有無
- ☐ 自発的に訴えられない利用者の状態変化の確認(認知症など)
  - →怒りっぽい, 介護拒否がある, 表情が険しいなど

2 **呼吸状態の変調に病理的要因が関与していないか**
- ☐ 肺炎の有無
- ☐ 感染症(感冒, インフルエンザ, 結核など)の有無
- ☐ 持病の悪化や, 新たな疾患の有無
  - →肺気腫, 高血圧, 糖尿病, 脳血管障害, 骨折(圧迫骨折, 肋骨骨折), 認知症など
- ☐ 呼吸状態以外のバイタルサインの変調

3 **呼吸状態の変調に治療的要因が関与していないか**
- ☐ 薬物変更の有無
- ☐ 薬物の副作用などが疑われる呼吸状態の変調の有無

4 **呼吸状態の変調に状況的要因が関与していないか**
- ☐ 適度な室温・湿度管理, におい, 埃への対処
- ☐ 精神的なショックとなるような出来事や不安の有無
  - →近親者との別れ, 家族やスタッフまたは他の利用者との人間関係の悪化, 環境の変化に適応できないなど
- ☐ 認知症症状の悪化やせん妄症状の出現
- ☐ 睡眠不足
- ☐ 残気量を減少させる取り組みの有無(離床など)

- ☐ 排便時の呼吸への負荷

5 呼吸状態の変調を改善させるケアが行われているか
- ☐ 通気機能の確保のために,排痰への援助が行われている
- ☐ 咳嗽の軽減を図っている
- ☐ 楽な呼吸法で呼吸が行われている
- ☐ 楽な体位や活動の工夫が行われている
- ☐ 酸素療法や薬物療法が適切に行われている
- ☐ 便秘への対処が行われている
- ☐ 呼吸困難の出現に伴う精神的苦痛に対して,配慮するケアが行われている

6 口腔内・鼻腔内・気管カニューレ内の吸引が正しく行われているか
- ☐ 吸引の目的と,吸引の実施によって起こる可能性がある危険な状態を理解している
- ☐ それぞれ吸引する部位の解剖学的構造を理解している
- ☐ 高齢者の呼吸状態を理解し,苦痛を最小限にして吸引を実施している
- ☐ 決められた方法で実施できている
- ☐ トラブル発生時に,すばやく対応できる準備がある

7 介護職員と連携し情報を共有できているか
- ☐ 吸引を実施できる介護職員(認定特定行為業務従事者)との共通理解がある
  →吸引の適応となる利用者の情報,吸引の必要性,吸引の指示内容,安全な吸引技術,報告・記録など
- ☐ それぞれの利用者について予測される呼吸機能障害とその症状を説明し,該当する場合はフィードバックしてもらうようにしている
- ☐ 看護職員に伝えてもらいたい呼吸機能障害およびその症状について伝えている
- ☐ 看護職員に報告してもらいたい呼吸機能障害およびその症状の対応方法について伝えている

8 ケアの仕組みづくりはなされているか
- ☐ 施設内で可能な酸素療法が実施できるよう常に管理されている
- ☐ 呼吸に関連するケアに必要な人材を活用している
  →内部の人材:理学療法士などの機能訓練指導員,外部の人材:酸素関連会社など
- ☐ 取り組もうとしているケアは実現可能である
  →コスト管理,スタッフの労力,スタッフの同意がとれているなど

生活リズムを整えるための基本的ケア
循環に関するケア

生命活動に必要な酸素や栄養素は，血液などの体液から細胞に供給されているが，その体液を全身に循環させる働きを担うのが心臓や動脈・静脈といった循環器である。高齢者は加齢に伴う動脈硬化や心臓のポンプ機能の低下などから，高血圧や虚血性心疾患といった循環器疾患を引き起こしやすい。また高齢者の場合，起立性低血圧にみられるように，姿勢の変化など，生活上の活動によって，めまいやふらつきを引き起こし，日常生活の質に支障をきたしやすい。
看護職員は，こうした高齢者の循環器の特性を理解し，必要なケアを提供することが求められる。

チェックポイント

1. 循環機能に変調をきたしていないか
2. 循環機能の変調に病理的要因が関与していないか
3. 循環機能の変調に治療的要因が関与していないか
4. 循環機能の変調に状況的要因が関与していないか
5. 循環機能の変調を改善させるケアが行われているか
6. 介護職員と連携し情報を共有できているか
7. ケアの仕組みづくりはなされているか

生活からみた高齢者の特性

高齢者にとっての循環機能

　加齢に伴い，高齢者の循環器にはさまざまな変化が生じやすい。また，高血圧そのものは自覚症状が現れにくいが，脳血管疾患や腎疾患，狭心症，大動脈瘤などといったさまざまな疾患を引き起こしやすい。
　余命を短縮し生活の質の低下につながる循環器疾患について理解し，できるかぎり悪化を予防し，適切な治療の継続を支援するなど，利用者がより健康で安定した生活を送ることができるようにケアすることが大切である。

加齢に伴う循環機能の変化

- 心筋の弾性線維の減少などにより，心拍出量が低下する。
- 刺激伝導系の機能低下などから，不整脈が起こりやすい。
- 動脈壁が肥厚・硬化し，血圧が上昇しやすい。
- 弁膜の石灰化により弁の閉鎖不全や狭窄が起こりやすく，心不全のリスクが高まる。
- 血圧の変化をとらえる圧受容器の感度が低下するため，起立性低血圧を起こしやすい。
- 静脈弁の肥厚化・石灰化に伴う弁の動きの変化により静脈血がうっ滞する。

高齢者に生じやすい循環機能の疾患

- 動脈硬化症，高血圧症，不整脈，うっ血性心不全，脳血管障害，大動脈瘤，静脈瘤，虚血性心疾患など

加齢に伴う循環機能の低下が日常生活・活動に及ぼす影響

- 心機能の低下により，労作性の動悸・心悸亢進，呼吸困難，易疲労性，浮腫などが起こりやすくなる。これらを避けるために活動量の低下や，活動範囲，さらに対人関係も狭まる。また，これらの症状の発現により不安や恐怖を生じやすい。
- 血圧（収縮期圧・拡張期圧）の上昇による頭痛，頭重感，めまい，および起立性低血圧に伴うふらつきや失神により，ベッドからの転落や起立時の転倒の危険性がある。
- 下肢の動脈硬化に伴う下肢痛や間欠性跛行により，歩行能力の低下や転倒の危険性がある。

加齢に伴う循環機能の低下を促進する要因

- 病理的要因：心臓や血管そのものの疾患，呼吸器系の障害・糖尿病・腎機能障害・貧血などからくる二次的な心機能障害
- 治療的要因：副作用として，循環機能の状態に影響を及ぼす非循環器病薬がある。代表的なものとしては，催眠・鎮静薬，筋弛緩薬，精神安定薬，気管支拡張薬，抗認知症薬，前立腺肥大治療薬などが挙げられる。
- 状況的要因：喫煙習慣，精神的なショックやストレス，不安・焦り・興奮・疲労・睡眠不足，活動量の低下，偏った食習慣，便秘など

看護職員の役割

　循環機能の低下に伴う全身状態の悪化を最小限にとどめ，利用者が安全に自分らしく生活できるようなケアを行うのが看護職員の役割である。「疾病を管理する」というよりも，その人の生活を受け止め，支援するという姿勢が望ましい。そのうえで，持病が悪化したり，新たな循環器疾患が発生しないように，主治医や利用者，家族，介護職員と協力し，その人らしい健康を保つための支援が大切である。

　心不全患者に循環機能や疲労などをマネジメントしながら身体活動を促す方法としては，利用者の日常生活のなかで，疲労や苦痛を軽減させるために段階をふみながら，身体活動を取り入れていくことが大切である。日頃から利用者に関わり，状態を確認しながら，本人，家族，医師等からの情報を取り入れ，QOLを下げないように工夫する。

　そのためには，利用者が身体活動に参加できるように，現在できることに注目して，他職種と連携を取りながら，その人らしさを保つための支援が看護職の役割である。

アセスメントとケア

アセスメント

　高齢者の循環系のアセスメントは，血液がしっかりと身体全体を循環しているかという確認にあり，その1つに脈拍の性状確認がある。両側の橈骨動脈でみる脈拍のリズム・数・緊張は，心臓のポンプ機能を知る重要な手がかりとなる。また，全身の動脈を触知することで，末端まで血液が行き届いているのかを知る手がかりが得られる。脈拍の性状確認で左右差がみとめられた場合は，血圧も左右両側を測定することが望ましい。

　血圧測定は，血液運搬ルートである血管の状況を知る手がかりとなる。心音の聴取は，心臓の弁の働きに関する情報を得ることができる。

　その他，呼吸困難・四肢末端のチアノーゼ・浮腫の有無，尿量および出納バランス，体重の増減などの全身状態のアセスメントを継続的に行う。

具体的ケア

　循環器疾患の代表的な症状としては，胸痛や呼吸困難，浮腫などが挙げられる。症状は多彩であるが，関連してもたらされる場合が多い。また，疲れやすい，だるい，力が入

らないなどの倦怠感や易疲労感として現れるが，その原因として心不全の増悪による浮腫や呼吸困難，あるいは心筋梗塞の胸痛発作などの症状が隠れていたり，精神的な不安により症状が増幅されている場合もある。利用者の様子をよくみて，ふだんと違った様子はないか(食事量の低下や睡眠障害が生じているなど)，表情やバイタルサイン(SpO_2も含む)などの全身症状の把握をしていくことが重要である。

安楽・快適な体位

　血圧の低下や徐脈を伴わない場合は，頭部挙上位とする。起座位をとると下肢や腹腔内からの静脈還流が減少するとともに，重力により肺上部のうっ血が軽減する。横隔膜が下降し呼吸面積が広くなり，大胸筋や補助呼吸筋の運動がスムーズになって呼吸が楽になる。オーバーテーブルを利用し，クッションに頭を乗せたり，膝下や足底部に小枕を当てたりして，安楽で快適な状態で睡眠が保てるようにする。

　看護職員は，こうした体位が利用者にとって安楽で快適な体位であるかを本人に確認しながら観察を行う。また，なぜこの体位が必要かを介護職員に適切に説明し，必要性を共有できるように努める。

チェック項目

1 **循環機能に変調をきたしていないか**
- ☐ 脈拍数(頻脈や徐脈)、リズム(脈拍欠損やリズム不整など)、脈の緊張など
- ☐ 動悸や心悸亢進、呼吸困難や息切れ、胸内苦悶、胸痛などの自覚症状の有無
- ☐ 咳嗽、喘鳴、痰の性状、チアノーゼ、冷汗、下肢の浮腫などの有無(心機能の変調)
- ☐ 血圧の上昇や低下、著しい左右差の有無
- ☐ 頭痛、頭重感、めまい、意識レベルの低下、意識消失発作などの症状の有無
- ☐ 下肢痛、間欠性跛行、下肢の皮膚の紫色化、足背動脈の触知困難などの症状の有無(下肢動脈の血流障害など)
- ☐ 下肢表在静脈の蛇行や膨隆(静脈瘤)、下肢皮膚の損傷の有無(下肢静脈の血流障害など)
- ☐ 自発的に訴えられない利用者の状態変化の確認(認知症など)

2 **循環機能の変調に病理的要因が関与していないか**
- ☐ 狭心症、心筋梗塞など虚血性心疾患の有無
- ☐ 脳血管障害の有無
- ☐ 呼吸器疾患の有無
- ☐ 持病の悪化や新たな疾患の有無
  → 糖尿病、慢性腎不全、貧血など
- ☐ 循環状態以外のバイタルサイン(SpO_2も含む)の変調

3 **循環機能の変調に治療的要因が関与していないか**
- ☐ 薬物変更の有無
- ☐ 薬物の副作用などが疑われる循環状態の変調の有無

4 **循環機能の変調に状況的要因が関与していないか**
- ☐ 生活パターン
- ☐ 水分出納

- ☐ 適度な室温・湿度管理
- ☐ 精神的なショックとなるような出来事や不安の有無
    - →近親者との別れ，家族やスタッフまたは他の利用者との人間関係の悪化，環境の変化に適応できないなど
- ☐ 認知症症状の悪化やせん妄症状の出現
- ☐ 睡眠不足
- ☐ 排便時の過度な努責に伴う血圧上昇（心臓への負荷）の有無

5　循環機能の変調を改善させるケアが行われているか

- ☐ 過剰な塩分摂取の回避や適切な水分摂取が行われている
- ☐ 心機能に応じた運動・活動の調整をしている
- ☐ 低栄養や肥満を予防するような栄養管理が行われている
- ☐ 感染予防対策が講じられている
- ☐ 寒冷刺激の回避など血管抵抗の増加を抑制するためのケアが行われている
- ☐ 酸素療法や薬物療法が適切に行われている
- ☐ 他の病気の治療も適切に行われている
- ☐ 精神的ショックや不安・恐怖の緩和を図るケアが行われている
- ☐ 生活リズムが整えられるようなケアが行われている
- ☐ 下肢の動脈・静脈の血流維持を図るケアが行われている

6　介護職員と連携し情報を共有できているか

- ☐ それぞれの利用者について予測される循環機能障害とその症状を説明し，該当する場合はフィードバックしてもらうようにしている
- ☐ 看護職員に伝えてもらいたい循環機能障害およびその症状について伝えている
- ☐ 看護職員に報告してもらいたい循環機能障害およびその症状の対応方法について伝えている

7　ケアの仕組みづくりはなされているか

- ☐ 看護職員以外でも測定可能な自動血圧測定器が常時使用できるよう管理されている
- ☐ 取り組もうとしているケアは実現可能である
    - →コスト管理，スタッフの労力，スタッフの同意がとれているなど

生活リズムを整えるための基本的ケア
体温調節に関するケア

体温は熱産生と熱放散による平衡で正常範囲に維持される。高齢者は老化に伴い，運動量の低下や筋肉量の減少から，熱産生が少なくなる。また，末梢の血液量が少ないことや汗をかきにくいことなどから，熱放散が難しくなる。このように高齢者は体温調節機能が低下し，熱産生と熱放散の平衡が保ちにくい状態にある。
また，体温は睡眠と覚醒のリズムに関連しているため，高齢者の活動に与える影響も大きい。

チェックポイント
1. 体温に変調をきたしていないか
2. 体温の変調に病理的要因が関与していないか
3. 体温の変調に治療的要因が関与していないか
4. 体温の変調に状況的要因が関与していないか
5. 体温の変調に関連した対処が行われているか
6. 介護職員と連携し情報を共有できているか
7. ケアの仕組みづくりはなされているか

生活からみた高齢者の特性

高齢者にとっての体温調節機能

　身体が冷えて，腰や膝が痛いと訴える高齢者は多い。不眠の高齢者の手足を触ると，驚くほど冷たいことがある。低体温症によって，胃腸の働きが悪くなったり，免疫機能が低下して感染症を引き起こすこともある。
　また，高齢者は発熱していても症状を自覚しにくいことがあるため，元気がない，ぼんやりしている，食欲がないなど，いつもと違った様子がないかに気をつけて観察することが大切である。高齢者の熱中症は，急激に意識障害をきたすことがあることも覚えておきたい。

加齢に伴う体温調節機能の変化

- 基礎代謝が低下することにより体温が低下する。
- 皮下組織の循環が不良となり,皮膚の熱伝導が小さくなるために一般的に体温が低下する。
- 皮脂腺や汗腺の機能低下や減少により,皮脂や汗の分泌が低下することで熱放散機能が低下する。
- 外気温に対する体温中枢の反応が鈍くなり,体温の恒常性の維持が困難となる。
- 免疫機能の低下により感染症を起こしやすく,発熱の症状を呈する。

加齢に伴う体温調節機能の変化が日常生活・活動に及ぼす影響

- 適切な対処を行わなければ,体力の消耗や疲労感が増すだけではなく,呼吸や循環機能へも影響し,重篤な状態となることもある。
- 活動に大きく影響し,運動機能の低下,食欲の低下などから寝たきり状態へと移行してしまうことも多い。

加齢に伴う体温調節機能の変化を促進する要因

- 病理的要因:感染性疾患,がん,アレルギー疾患,脳神経系・血管障害,自己免疫疾患,栄養・代謝系の障害(貧血,低タンパク血症),甲状腺疾患,脱水,熱中症,循環器疾患など
- 治療的要因:免疫機能低下をもたらす薬物(副腎皮質ステロイド,抗甲状腺薬など),薬物の副作用としてのアナフィラキシーショック,各種カテーテル・ドレーンなどの挿入など
- 状況的要因:高温・低温の環境,睡眠不足,疲労,低栄養,認知機能の低下が原因で,自身による環境や衣服での温度調整が困難な場合など

看護職員の役割

高齢者は暑さや寒さを感じ取る能力が低下していること,また認知機能に障害がある高齢者は自ら訴えられないことが多い。そのため,室内の温度(夏季は22〜24℃,冬季は18〜22℃)・湿度(夏季は50〜65%,冬季は45〜60%)[1]に留意しながら,定期的な体温測定,皮膚色や意識レベルの変化などについて,ケアのなかで利用者を観察することによって,

体温異常の早期発見に努めることも看護職員の役割である。

アセスメントとケア

アセスメント

　熱産生低下の要因として筋肉量の低下があるため，身体計測，活動状況の観察，問診から情報を収集する。また，熱放散に関連する要因として，室内の温度・湿度，使用する衣類・リネンの種類と枚数，日常生活動作自立度などについて情報を収集する。

　体温の変調には，病理的要因・治療的要因・状況的要因（54ページ）が関与していないかという視点をもってアセスメントする。

　発熱（微熱：37.0〜37.9℃，中等熱：38.0〜38.9℃，高熱39.0℃以上）はさまざまな疾患が原因となって起こる症状であるため，熱型や随伴症状，食事・水分摂取量，意識レベルなどの情報をアセスメントすることも重要である。

　高齢者の平熱は成人よりも0.2〜0.5℃低く，37℃台の発熱でも成人の中等熱に相当することがある。このため，利用者の平熱を把握し，体温測定時刻は一定にして，測定値のみならず，上昇率や持続日数を考慮してアセスメントする[2]。

具体的ケア

低体温のケア

　不要な熱放散を抑制するため，衣類を適切に利用し不必要な皮膚の露出を避ける。入浴・清拭，おむつ交換などの皮膚を露出するケアを実施する場合には，浴室・更衣室，居室の温度・湿度をこまめに調節し，不要な熱放散を避ける。

発熱のケア

　何らかの疾患による発熱が疑われる場合は，すみやかに情報を医師に報告し，原因疾患の診断・治療につなげることが必要である。

　発熱時のケアは，安静を保持し，冷罨法を施行する。衣類・寝具類の調整をする。口腔ケアを行い，口腔内細菌の繁殖を防ぐ。安静により行動が制限されるため，精神的ケアも必要である。

熱中症のケア

　熱中症予防のため,施設内の室温や空調に気を配るようにする。高齢者の場合,暑さを知覚できない場合もある。高温多湿のときは外出をなるべく避け,涼しい室内にとどまるよう,周囲が気を配ることも重要である。

　熱中症と思われる症状がみられたら,涼しい場所に移動し,頸部や腋窩,鼠径部を冷やし,水分・塩分を補給する。意識障害がある場合は,ただちに救急車を呼ぶ必要がある。

チェック項目

1 **体温に変調をきたしていないか**
- ☐ 発熱の程度や持続時間, 熱型など, または, 低体温の有無
- ☐ 悪寒・戦慄, 発汗, 倦怠感, 痙攣, 呼吸数の増加・減少, 心拍・脈拍数の増加・減少, 心悸亢進, 血圧の上昇・低下, 疲労感などの有無
- ☐ 自発的に訴えられない利用者の状態変化の確認(認知症など)

2 **体温の変調に病理的要因が関与していないか**
- ☐ 感染症の有無
  - →尿路感染, 呼吸器感染症など
- ☐ 脱水の有無
- ☐ 循環器疾患の有無
- ☐ 持病の悪化や新たな疾患の有無
  - →脳血管障害, 甲状腺疾患, アレルギー疾患, 自己免疫疾患, 栄養・代謝系の障害(貧血, 低タンパク血症), 熱中症, 認知症, がんなど

3 **体温の変調に治療的要因が関与していないか**
- ☐ 薬物変更の有無
- ☐ 薬物の副作用などが疑われる, 体温の変調の有無
- ☐ 各種カテーテル・ドレーンなどの留置に関連したトラブルの有無

4 **体温の変調に状況的要因が関与していないか**
- ☐ 室温や衣服, 寝具の調整
- ☐ 電気毛布や湯たんぽ, 氷枕などの使用
  - →保温しすぎていないか, 保温不足がないかなど
- ☐ 睡眠不足や疲労感の有無
- ☐ 食欲低下や水分摂取の状況

5 体温の変調に関連した対処が行われているか

(1) 低体温のケア
- ☐ 低体温時には，熱放散を予防するための保温が行われている
- ☐ 悪寒・戦慄時には，熱放散を予防するために保温をしている

(2) 発熱のケア
- ☐ 発熱時には熱の放散を促進するなど，解熱への対処をとっている
- ☐ 医師の指示により解熱剤を使用する場合，血圧低下やショックの起こる可能性に注意している
- ☐ 発熱に伴う脱水予防のため，水分・電解質・栄養の補給が行われている
- ☐ 発熱に伴う皮膚や粘膜への清潔援助をしている
- ☐ 乾燥や二次感染の予防を意識して，口腔内の清潔と湿潤を保っている
- ☐ 発汗による不快感，皮膚呼吸，皮膚保護を意識しながら，陰部や臀部および全身の清潔を保っている
- ☐ COVID-19やインフルエンザなどの感染症が疑われる場合には，各施設の対策基準に則り，すみやかに対応できる

(3) 低体温と発熱に共通するケア
- ☐ 保温や解熱への対処において生じやすくなる皮膚トラブル（高温・低温火傷）などの身体損傷に注意している
- ☐ 口唇，鼻腔，眼瞼の清潔と保護をしている
- ☐ 褥瘡の発生など皮膚や粘膜が損傷しやすい状況を考慮し，体位を整えている
- ☐ 心地よさや清潔に意識を向け，寝衣や寝具の交換など，身の回りを整えている
  →清潔な寝衣や寝具，肌触りがよく適度なゆるみのある寝衣，しわのない寝具など

6 介護職員と連携し情報を共有できているか
- ☐ 高齢者に多い体温調節機能の障害について説明している
- ☐ 看護職員に伝えてもらいたい体温の異常や症状について伝えている
- ☐ 上記の場合の対応方法や必要な報告について伝えている

7 ケアの仕組みづくりはなされているか
- ☐ 室内温度・湿度を定期的にチェックし調整している
- ☐ 体温・室温調整に関連するケアに必要な人材を活用している
- ☐ 取り組もうとしているケアは実現可能である
  →コスト管理，スタッフの労力，スタッフの同意がとれているなど

生活リズムを整えるための基本的ケア
睡眠に関するケア

睡眠は，人間が生命活動を営むうえで身体と脳の休息のためにも重要な役割を果たす。しかし高齢者は，加齢に伴う生体リズムの変調や咳，痒み，痛みなどの睡眠に影響する身体症状などにより，睡眠が障害され，十分な休息をとることが難しくなる。これらにより，身体活動性や意欲の低下，さらなる身体症状の悪化などにつながることもあるため，適切なケアを行いたい。

チェックポイント

1　利用者のふだんの睡眠状態を把握しているか
2　睡眠の変調を把握しているか
3　睡眠障害に対する疾患や薬物の影響を把握しているか
4　睡眠状態のアセスメントをしているか
5　睡眠に影響する生活状況や身体要因を把握しているか
6　適切な睡眠ケアを提供しているか
7　介護職員と連携し情報を共有できているか
8　ケアの仕組みづくりはなされているか

生活からみた高齢者の特性

高齢者にとっての睡眠

　高齢者が「夜が長い」と話しているのをよく耳にする。なかなか寝つけない，何度も目が覚める，目が覚めてしまうと再度寝つけない，そんな高齢者の状況とそれからくる苦痛を示している言葉である。
　長年の生活パターンや睡眠に対する考え方によって，睡眠のとり方やそれに伴う満足感は人それぞれに異なる。高齢者その人にとっての良好な睡眠パターンで満足が得られ，日常生活を送ることに支障がないのであれば問題とはならない。しかし，患っている疾患，痛みや痒み，服用している薬物，排泄の問題などが影響し，睡眠パターンの乱れを引き

起こしていることもある。「高齢者だから眠れなくても仕方ない」という思い込みから,治療の対象となる睡眠障害を見逃さないようにしたい。

加齢に伴う睡眠の変化

高齢者の睡眠では,①入眠までの時間の延長,②覚醒のしやすさ,③ノンレム睡眠1段階目の延長とレム睡眠の短縮が生じる。このため,うとうとする時間が長くなる,眠りが浅いため,夜中に何度も起きる,昼寝が増える,熟眠感が得られにくいという症状が起こりやすく,日常生活に支障をきたしやすい。

睡眠障害に影響する要因

表2-2に睡眠障害の原因を挙げる。不眠に対しては睡眠導入薬が用いられることが多いが,薬物によっては耐性ができて効きにくくなる可能性も懸念される。また,長期服用によって体内に蓄積されるといった問題もあるため,生活リズムを整え,生活習慣病を予防する,排泄パターンをアセスメントするなど,眠りにつきやすい環境を整える,日中の活動量を増やすなどの非薬物療法を第一選択にする。

また,不十分な心身の休息は,疲労回復の遅れや免疫力の低下が起こるだけでなく,せん妄の発症や遷延,認知症高齢者の行動・心理症状(BPSD)の悪化にもつながり,転倒・転落などの事故の誘因になることにも留意する。

表2-2 睡眠障害の原因

環境や生活様式	急激な環境の変化,一定しない入床・起床時刻,睡眠中の光や騒音・温度,過度の昼寝,日中の運動量の減少,昼夜を問わず薄暗い室内での生活,社会的刺激の減少,寝衣の通気性や保温性,寝具の重みやベッドの硬さ,臭気
心理学的	精神的ストレス,生活上の大きな変化
身体的	咳,呼吸困難,痒み,痛み(特に慢性疼痛),発熱,夜間頻尿,睡眠時無呼吸症候群,レストレスレッグス症候群(むずむず脚症候群)[*1]
精神医学的	認知症,抑うつ状態,脳血管障害などの脳器質性疾患,せん妄,てんかん
薬理学的	アルコール,ニコチン,カフェイン,抗精神病薬・抗うつ薬・睡眠導入薬・抗パーキンソン病薬などの精神神経用薬,ステロイド,抗不整脈薬,気管支拡張薬,降圧薬,常用している精神神経用薬の急激な中止

*1:レストレスレッグス症候群:横になってじっとしているときなどに,下肢がむずむずする状態で,夜中に足を背屈する運動を繰り返す。高齢者の約100人に1人の割合で起こるといわれている。

(萩野悦子:不眠の原因.北川公子ほか:系統看護学講座専門分野Ⅱ 老年看護学 第9版.189,医学書院,2018.より一部改変)

看護職員の役割

睡眠ケアにおける看護職員の役割は、睡眠障害による心身への影響に留意し、ふだんの睡眠状態を把握したうえで変調をとらえ、それが何によって起こっているのか(原因)を探求し、対応(予防的対応も含む)をしっかりと行っていくことである。

睡眠状態の把握において注意すべきは、本人の睡眠の自覚(眠れた、眠れなかった)は、われわれ看護職員や介護職員がとらえた状況(眠れていた、眠れていなかった)と異なることも多いということである。利用者の自覚を大切にしつつ、「夜、眠れていない」という状況のみに着目し問題とするのではなく、日中過ごす様子なども含め、利用者の日常生活全体をとおして、睡眠の改善を考え実施していく必要がある。

アセスメントとケア

アセスメント

- 睡眠そのものに関する状況の把握(本人の希望や満足度、寝つき・中途覚醒・早朝覚醒の有無と状況)と睡眠障害の原因(57ページ、[表2-2])として考えられるものにあてはまらないかどうか確認する。
- 「眠れない」ことをとおして本人が訴えていることは何なのか、不安や心配事、他者との関係性の影響、疾患の悪化や出現など、何らかのサインとして睡眠障害が出てきている可能性を考える。
- 日中の活動性を把握し、いつもより沈んだ様子がないか、傾眠や過度の興奮、いつもと違う言動がないかを観察する。
- 睡眠障害が起こる(持続する)ことによって、心身および日常生活に及ぼす影響を予測し、医療につなげる必要性を判断する。

具体的ケア

睡眠環境の調整

眠りやすさや本人の睡眠習慣に配慮した環境調整を行う。室内の温度、湿度、におい、明るさ、物音、寝具の高さ・硬さ、寝衣の肌触りなどを調整する。また、眠る直前に歯磨き

をしないと眠れない，眠るときは靴下を履くなど，眠るための準備や習慣は人それぞれ異なっており，そういった習慣が継続できるよう整える。

身体や心理的要因へのケア

睡眠を妨げる症状(咳，痒み，痛み，発熱，頻尿など)による苦痛が存在するようであれば，それを把握し，すみやかに緩和や除去などの対処を行う。また，入眠前の足浴，自律神経の緊張をほぐす目的でのタッチングやマッサージなども眠りを導く効果がある。

眠れないことを考え，より眠ることができなくなっている場合などは，精神的緊張の緩和のために会話やミルクなど少量の温かい飲み物などを試してみるのもよい。

薬物使用にあたってのケア

上記ケアを行ったうえで，なお，不眠による日常生活への影響が出ている場合には，睡眠導入薬・抗不安薬・抗精神病薬などを使用して睡眠を整える場合もある。薬物の導入や継続にあたっては，アセスメントを十分に行い，医師に調整を相談する。使用にあたって，副作用の有無や程度を確認することはもちろんのこと，転倒・転落などにも十分留意する。

チェック項目

1 利用者のふだんの睡眠状態を把握しているか。
- ☐ 入床・起床時間，寝つきの状態，中途覚醒・早朝覚醒の有無
- ☐ 睡眠障害を起こす疾患や症状，薬物使用の有無
- ☐ 睡眠を促す環境
- ☐ 睡眠に対する本人の希望や満足度

2 睡眠の変調を把握しているか
- ☐ いつから変調をきたしたのか，それは何をきっかけに起こったのかを把握している
  - →不安や心配事の有無，他の利用者や職員との人間関係，持病の悪化や新たな疾患の有無，日中の過ごし方の変化の有無，薬物の種類や量の変更

3 睡眠障害に対する疾患や薬物の影響を把握しているか
- ☐ 睡眠に影響する疾患
  - →呼吸器，循環器，精神，脳神経，眼科疾患などの有無と症状の及ぼす睡眠への影響
- ☐ 睡眠に影響する薬物
  - →副作用として，日中の眠気，ふらつきや脱力感，悪夢，睡眠リズム障害，瘙痒感や悪心・嘔吐，動悸などが起こるもの，利尿薬による尿意の出現など

4 睡眠状態のアセスメントをしているか
- ☐ 生活パターン
- ☐ 睡眠障害の原因の有無
- ☐ 睡眠障害が日常生活に及ぼす影響
- ☐ 睡眠障害に対する本人の苦痛

5 睡眠に影響する生活状況や身体要因を把握しているか
- ☐ 日常生活リズムの変調・変化
- ☐ 1日の生活をとおしての環境の変化

- ☐ 心理的ストレス
    - →不安や心配事の有無, 他の利用者や職員との人間関係など
- ☐ 持病の悪化や新たな疾患の有無
- ☐ 薬物の種類や量の変更

6 適切な睡眠ケアを提供しているか
- ☐ 本人に合った生活環境, 睡眠環境を整えている
- ☐ 睡眠に対する本人の希望や自覚をきちんと受け止めようと努めている
- ☐ 活動と休息のバランスを考えた, いつもどおりの生活を送ることができている
- ☐ 午前中を中心に日光など明るい光に当り, 体内時計が刺激されている
- ☐ 趣味や娯楽を取り入れ, 日中の活動性が高められている

7 介護職員と連携し情報を共有できているか
- ☐ 高齢者に多い睡眠障害について説明している
- ☐ 看護職員に伝えてもらいたい睡眠の変調について伝えている
- ☐ 上記の場合の対応方法や必要な報告について伝えている
- ☐ 満足いく睡眠につながった新しいケア(介入)を報告してもらい, 次にいかしている

8 ケアの仕組みづくりはなされているか
- ☐ 利用者の個別性に合わせたケアを提供している
- ☐ 睡眠ケアに必要な人材を活用している, チームで取り組んでいる
- ☐ 取り組もうとしているケアは, 実現可能である
    - →コスト管理, スタッフの労力, スタッフの同意がとれているなど
- ☐ ケアに利用者と家族の希望をいかしている

生活リズムを整えるための基本的ケア
移動・姿勢保持に関するケア

移動は，高齢者が自立した生活を送るうえで基本となるADL（日常生活動作）の1つであり，独歩，歩行補助具を用いての歩行，車椅子を用いての移動の3つの方法がある[1]。
姿勢保持には座位保持，立位保持のほかに臥位姿勢を整えることも含まれる。移動や姿勢保持が適切にできない場合はIADL（手段的日常生活動作）や楽しみ，心地よさなどが大きく障害され，高齢者のQOL（生活の質）は低下する。

チェックポイント

1 利用者のふだんの移動と姿勢保持について把握しているか
2 移動や姿勢の変化を把握しているか
3 移動や姿勢のアセスメントをしているか
4 移動や姿勢に影響する生活状況や身体要因を把握しているか
5 適切な移動や姿勢に対するケアを提供しているか
6 介護職員と連携し情報を共有できているか
7 ケアの仕組みづくりはなされているか

生活からみた高齢者の特性

高齢者にとっての移動・姿勢保持

　移動や姿勢保持能力は，加齢に伴い影響を受けやすい。加齢は少しずつ進むものであり，急激に変化を実感するものではないが，例えば尿意のために焦ってトイレに行こうとして歩行バランスを崩し転倒するなどのアクシデントも徐々に発生しやすくなる。また，座り慣れない椅子，身体に合わないマットレスを敷いたベッドなどに長時間座ったり臥床することで苦痛を伴うとともに，容易に皮膚損傷などを起こすことにも留意したい。

姿勢を保持する能力があれば，離床し活動性も広がるとともに，目的の場所に自分の身体能力を使って移動できることは，本人にとっての喜びや充実感にもつながる。

活動性が低下し，1日を臥床して過ごす高齢者や看取り期にある高齢者の場合も，正しい姿勢を保持することで安楽に過ごすことができる。

加齢に伴う移動・姿勢保持能力の変化

高齢者には，①下肢や腰背筋の筋力低下，②脊柱の変形による姿勢の変化，③関節可動域の減少，④神経伝達速度の低下，⑤平衡感覚の低下，⑥持久力低下，⑦視覚・聴覚の機能低下などが起こる。これらが複合的に生じるため移動・姿勢保持能力が低下しやすく，特に認知症のある高齢者では，より顕著となる。

移動・姿勢保持能力低下に影響する要因

高齢者の移動能力は加齢による変化以外に，疾患，心理状態，環境によっても低下しやすい。また，ひとたび移動能力が低下すると，活動量が低下することで体力が低下し，それが原因でさらに移動能力が低下するといった悪循環に陥りやすいことに注意する。

運動能力を低下させやすい身体疾患

関節リウマチ，変形性関節症，脊椎圧迫骨折，関節拘縮など疼痛や関節可動域制限を生じる疾患，脳血管疾患による麻痺，パーキンソン症候群による錐体外路症状（振戦，無動など），糖尿病による末梢神経障害，閉塞性動脈硬化症による下肢のしびれや痛み，心疾患・慢性閉塞性肺疾患（COPD）・肺炎・貧血による呼吸・循環障害，白内障による霧視（ぼやけ）・羞明（眩しさ）・色の見え方の変化〔色視症（黄視症など）〕，緑内障による視野狭窄，老人性難聴など

心理状態による要因

抑うつ症状，意欲低下[*1]，転倒への不安・恐怖，認知症や脳血管障害後遺症による注意力の欠如・視野狭窄，せん妄など

薬物の副作用による要因

睡眠導入薬・抗不安薬・抗精神病薬による眠気やふらつき（脱力），降圧薬・血糖降下薬による失神やめまい，抗うつ薬・降圧薬・排尿障害治療薬による起立性低血圧，抗精神病薬による錐体外路症状，睡眠導入薬・抗不安薬・抗うつ薬・パーキンソン

[*1]: 高齢者の意欲低下の原因はさまざまである。心身機能低下による自尊感情の低下や抑うつのほか，認知症などの初期症状として，薬の副作用で意欲の低下が出現することにも留意する。

病治療薬などによるせん妄
人的・物理的環境による要因
　介護力，ベッドの高さ，マットレスの硬さ，障害物(段差，ベッド柵など)，居室から移動したい場所への距離(トイレや食堂など)

看護職員の役割

　目的の場所に，自らの身体機能を使ってたどり着けることは，高齢者の尊厳や自立・自律においても重要な意味をもつ。看護職員は，このケアにおいて次の役割をもつ。
①高齢者のもつ機能を正しくアセスメントし，最大限その機能が果たせるよう援助する。
②移動に深く関連する姿勢保持に関しても，姿勢が整うことの利点と整わないことによる弊害を高齢者個々について考え援助する。
③これら援助に関連して起こる危険性(転倒，転落，関節の拘縮，皮膚損傷など)についても考え援助する。
④日々の移動・姿勢保持の援助は介護職員が行うことが多いため，これらすべてを介護職員と共有し，高齢者にとって安全・安楽・効果的な援助ができるようケアを整えることが看護職員の役割である。

アセスメントとケア

アセスメント

- 移動・姿勢保持に必要な筋骨格系の機能，移動・姿勢保持能力を正しく把握するとともに，移動・姿勢保持に影響を及ぼす心肺機能，感覚機能を評価する。
- 移動・姿勢保持に関する本人の意欲や思いを把握する。
- 一連の動作(起き上がり動作，座位姿勢の保持，立ち上がり動作と立位保持，移動動作，歩行)をどのように行っているかを確認し，そのなかに潜む危険性を明らかにする。
- 日常の過ごし方，睡眠状態，摂食や排泄の状態を把握し，移動・姿勢保持への影響をとらえる。

具体的ケア

- 苦痛の少ない移動や姿勢保持となるよう，本人の心の準備，意思を確認し援助する。
- 移動や姿勢保持に使用する物品（杖，車椅子，クッション，マットレスなど）について，本人に適したものを選択し，適切に使用する。
    - ・車椅子が椅子の代替となっていない
    - ・腰痛や仙骨褥瘡のリスクを高めていない
    - ・円背となっていない
    - ・体幹のねじれや傾きがなく利き手の使いにくさもない
    - ・クッションや足台を利用して良肢位を保てている
    - ・不必要な身体拘束となっていない
- 安全に移動できる環境を整える。
    - ・ベッドの高さやマットレスの柔らかさに問題がない
    - ・ベッドフレームの隙間に首を挟む危険性がない
    - ・立ち上がり動作や歩行時に使用する手すりなどに不具合がない
    - ・不必要なものを居室や廊下に置かず，整理整頓する
    - ・こぼれたお茶などは，すみやかに拭くなど
- アセスメントにもとづき，移動・姿勢保持に関連した一連の動作を見守ったり，誘導する。
- 移動や姿勢保持を行うことで起こるリスク（転倒，転落，関節拘縮，皮膚損傷など）を避ける。
- 長期臥床状態の高齢者の姿勢保持について，マットレスなどによっても変わるが，基本的には2時間に1回の体位変換，褥瘡発生リスクおよび進行状態の評価，頸部の保持，寝具や寝巻きの適切な選択，皮膚の状態を良好に保つための血行促進ケアの実施，適度な栄養・水分補給などを行う。

    臥床状態（寝たきり含む）の高齢者の姿勢の調整
    - 加齢のほか，脳血管障害や認知症による重度意識障害，看取り期などにある高齢者は，心身の安定のために臥位で過ごす時間が長くなりやすく，結果として筋力低下や拘縮，褥瘡などが起こりやすい。
    - これらの症状は，身体的苦痛をきたすだけでなく外観上の変化も引き起こすため，高齢者の尊厳を脅かすことになる。マットレスや枕の選択，他動運動やポジショニングの工夫などを日常のケアに取り入れることが必要である。

チェック項目

1 利用者のふだんの移動と姿勢保持について把握しているか
- ☐ 移動と姿勢保持に関連する身体機能
  - →筋骨格系機能,心肺機能,感覚機能など
- ☐ 移動や姿勢保持に影響を及ぼす生活状況
  - →1日の過ごし方,睡眠,排泄,食事など

2 移動や姿勢の変化を把握しているか
- ☐ 一連の動作がいつもと同じように行われている
- ☐ 一連の動作を障害する身体疾患の悪化がみられない
- ☐ 精神・心理状態が影響していない
  - →意欲や不安の有無,注意力の欠如・せん妄の出現など
- ☐ 薬物の副作用の出現がない
  - →ふらつき,めまい,脱力感など

3 移動や姿勢のアセスメントをしているか
- ☐ 起き上がり動作
  - →安定している,麻痺側が下敷きになっていない
- ☐ 座位姿勢の保持
  - →足関節,膝関節,股関節がいずれも90°に維持され,首も安定して体幹上にある
- ☐ 立ち上がり動作と立位保持に問題がない
  - →足底が床面についている,重心の移動が安定している,バランスの崩れがないなど
- ☐ 移動動作
  - →片麻痺のある高齢者が車椅子に移る場合,車椅子を健側45°の位置に置いてブレーキをかけている,健側下肢を軸に体を回転させている,バランスの崩れがなく安定しているなど
- ☐ 歩行
  - →足底が床面から上がり,ふらつきや転倒の恐れがないなど

4　移動や姿勢に影響する生活状況や身体要因を把握しているか

- ☐ 食事・排泄・睡眠など，日常生活の乱れ
- ☐ 持病の悪化や新たな疾患の有無
- ☐ 薬の副作用による影響
- ☐ 心理状態

5　適切な移動や姿勢に対するケアを提供しているか

- ☐ アセスメントにもとづきケアが提供できている
- ☐ できる力の発揮を促す援助となっている
- ☐ 意欲や意向に即した移動や姿勢となっている
- ☐ 移動に用いる用具や椅子の選択と使い方が適切である
- ☐ 移動や姿勢保持が安心してできる環境を整えている
- ☐ 長期臥床状態の高齢者の姿勢に関するケアが行われている

6　介護職員と連携し情報を共有できているか

- ☐ それぞれの利用者の移動・姿勢保持の特徴を伝えている
- ☐ 移動・姿勢保持の状況に変化があった際には，伝えてもらうようにしている
- ☐ 利用者の苦痛が最小限となった，または満足した移動や姿勢へとつながった情報を伝えてもらい，次のケアにもいかしている

7　ケアの仕組みづくりはなされているか

- ☐ 移動・姿勢保持のケアに必要な人材を活用している，チームで取り組んでいる
- ☐ 取り組もうとしているケアは実現可能である
  →コスト管理，スタッフの労力，スタッフの同意がとれている
- ☐ ケアに利用者と家族の希望をいかしている

生活リズムを整えるための基本的ケア
食べる・飲むためのケア

食べること・飲むことは，人間が生命を維持するうえで必要不可欠な営みであると同時に，人との交流を促進し，生きる喜びにもつながる行為でもある。
加齢に伴い食べる・飲むための機能が変化することに加え，持病や薬物などの影響も加わり，高齢者の食べる・飲むは，若年者に比べ問題を抱えることが多くなる。これらのことに留意し，安全に口から食べることを支援していくことが大切である。

チェックポイント

1　利用者のふだんの食べる・飲む状況を把握しているか
2　食べる・飲むの変調を把握しているか
3　食べる・飲むを障害する疾患や薬物の影響を把握しているか
4　食べる・飲むことのアセスメントをしているか
5　食べる・飲むに影響する生活状況や身体要因を把握しているか
6　適切な食べる・飲むためのケアを提供しているか
7　介護職員と連携し情報を共有できているか
8　ケアの仕組みづくりはなされているか

生活からみた高齢者の特性

高齢者にとっての食べる・飲む

　食べる・飲むは，生きていることを実感できる行為であり，高齢者にとって，おいしく食べられる，いつもと同じ量を食べられる，いつもと同じ形態のものが食べられることは，より生を実感し喜びを感じられることにつながる。また，食べられていることやおいしそうに食べている様子は，高齢者の家族にとっても喜びともなる。
　栄養摂取の観点から，食べる・飲むをとらえることももちろん大切なことである。活動と栄養摂取のバランスから考えると，栄養摂取が不十分な場合，さらなる活動性の低下や免疫力の低下が引き起こされる。このことが悪循環となり，新たな疾患の出現や持病の

悪化を招くことにも留意する。

加齢に伴う食べる・飲む機能の変化

口腔内の変化
- 歯のエナメル質の減少や歯肉の減退がう歯や歯の喪失につながり、食べ物の咀嚼に影響が出る。
- 舌の動きが悪くなるため、飲み込みやすい食塊を形成することや咽頭への運びが悪くなる。
- 味覚を司る味蕾が減少し、塩味や甘味を感じにくくなる。これは、高齢者が濃い味を好む要因の1つである。
- 加齢に加え疾病そのものや薬物の副作用により、唾液分泌量が低下する。そのため、食塊形成から飲み込みまでの一連の動きに影響を及ぼす。また、唾液分泌の減少は口腔内の自浄作用にも影響するため、口腔内を清潔に保つことがより困難になり、う歯や歯周病の原因につながる。

咽頭・喉頭・食道の変化
- 咽頭・喉頭の動きの低下、喉頭の下垂、咳嗽反射や線毛運動の低下によって誤嚥が起こりやすくなる。
- 下部食道括約筋の機能低下などにより、胃内容物の逆流が起こりやすくなる（円背による胃の圧迫による逆流もある）。
- 横隔膜筋力の低下や円背により腹圧の上昇が起きるため、食道裂孔ヘルニアを起こしやすくなる。

胃・腸などの変化
- 胃の運動機能が低下し、食物の貯留時間が長くなる。それに伴い腸管の蠕動運動の低下や腹筋が弱くなることで、胃もたれや嘔吐、便秘（弛緩性便秘）が起こりやすくなる。また、それらが食欲不振にもつながる。
- 小腸での栄養の吸収率の低下に加え、腸内におけるビフィズス菌に代表される善玉菌の減少が起こると同時に腐敗菌などの有害菌が増え、免疫力の低下とさらなる栄養の吸収不良が起こる。
- 大腸では通過時間が遷延するため、腸内のガス産生の増加が腹部膨満や腹痛の原因となったり、便が硬くなりやすい。
- 便意を生じさせるための直腸内圧などの閾値が上昇するため、便意を感じにくくなる。

食べる・飲むに影響を与える要因

身体的要因
味覚・感覚の低下, 口内炎や歯周病・歯牙の喪失や欠損・義歯の不適合・歯牙の不具合・唾液分泌減少・口腔周囲筋の筋力低下などの口腔に関連したトラブル, 摂食動作(上肢の麻痺・関節拘縮, 筋力低下, 姿勢保持機能の低下)の障害, 消化器系疾患, 精神医学的な要因(認知症, 抑うつ状態, 脳血管障害などの脳器質性疾患, せん妄), 嚥下障害, 呼吸困難, 便秘・下痢, 脱水, 発熱, 疼痛, 疾患の発症や持病の悪化など

薬物による要因
利尿薬, 降圧薬, 抗ヒスタミン薬, 抗うつ薬, 抗コリン薬, 抗精神病薬, 抗パーキンソン病薬などによる口渇, 食欲不振など

心理および環境的要因
食事観, 新陳代謝や活動量の低下, 不安・焦り・喪失体験, 疲労, 倦怠感, 睡眠不足, おいしさや楽しさを感じにくい環境(住居環境, 独居, 孤食など), 食事に集中できない環境, 不適切な摂食姿勢, 不適切な食事介助, 不適切なコミュニケーション, 適切に口腔ケアがなされていないなど

医療的ケアの種類(経腸栄養法, 中心静脈栄養法を除く非経腸栄養法)

口からの食べる・飲むでは生きるための栄養や水分を摂ることが難しい場合も出てくる。以下に述べる代表的方法を含め, さまざまな栄養や水分摂取の手段が導入される場合が多い。しかし, 高齢者にとっての食べる・飲むの意味をふまえ, これらを導入する場合でも口から食べること, 飲むことを可能なかぎり継続する。

経腸栄養法
経鼻経管栄養法, 胃瘻栄養法などがある。

[利点]
- 口から食事ができない, もしくは経口摂取だけでは栄養が不十分であるときに選択される栄養法である。
- 胃腸を利用するため, より生理的な栄養法であり, 栄養・水分管理がしやすい。

[欠点]
- 消化管の機能が低下していて食物の十分な消化と吸収ができない場合は, 栄養法としての効果に乏しい。

- 栄養剤注入中や注入後に胃や食道の内容物が気道へ逆流することもあり，誤嚥性肺炎を起こすリスクがある。
- 認知機能の低下などから，自己抜去する危険があり，経鼻経管栄養法では誤嚥性肺炎を起こす危険性があり，胃瘻栄養法では瘻孔閉塞の危険性がある。

中心静脈を除く非経腸栄養法

末梢静脈栄養法，持続皮下注射などがある。

［利点］
- 必要な水分と少量の栄養を提供できる（末梢静脈栄養法）。
- 脱水への対処ができる，ライン確保が容易（持続皮下注射）。

［欠点］
- 生命維持のための栄養補給としては不十分である。
- 点滴ラインが活動を制限する。
- 認知機能の低下やせん妄などから自己抜針に至ることもあり，出血や再挿入時の痛みにつながる。
- 高齢者は血管が細く脆弱なため，挿入部の点滴漏れが起こることが多く，静脈炎や潰瘍形成，何度も挿入を繰り返すことによる痛みやその他の苦痛を伴う。
- 終末期など，水分を吸収代謝できなくなった場合は，浮腫を発生させ，身体に負担をかける可能性がある。

看護職員の役割

　食べる・飲むためのケアにおいて，看護職員は利用者が安心しておいしく食べる・飲むことができるように支援していく。利用者が安心しておいしく食べられていないシグナルを発したとき，もしくはシグナルを発しそうなとき，その状況をいち早く発見し，介入を行う。

　食べる・飲むためのケアには，介護職員が関わることが多い。そのため，個々の利用者のシグナルの発し方やその内容については介護職員と情報交換し認識を共有しておくことや，利用者に起こりがちな状況などを事前に確認しておくことが必要である。例えば，痛みによる体調の悪さ，排便の調整がうまくいかないこと，夜間の睡眠状態などが食事に影響を及ぼすことなどである。

　食べる・飲むためのケアには，咀嚼・嚥下機能の低下から誤嚥の危険性があることも，介護職員と情報交換し，認識を共有しておくことが大切である。

1人ひとりの能力に合った食事形態を提供するうえにおいては栄養士と連携し，自力摂取においては自助具の選定などにリハビリテーションの専門職と連携するなど，看護職員にはチームで関わるうえでの調整役としての役割もある。

　また，人生の最終段階に向かう利用者は，加齢によるさまざまな機能の低下や，末期の病気により食べる・飲むことができなくなることも考えておく必要がある。看護職員は利用者の身体への負担[*1]を考慮し，「可能なかぎり経口摂取を促していくのか」「人工的な水分補給や栄養補給を行っていくのか」「その両方を導入していくのか」など，利用者の意向に沿うことを大前提とし，利用者本人，家族，医療・介護職員間でケアの方向性を統一するための調整を行っていく。

アセスメントとケア

アセスメント

- 摂食するものの認知から安全に食べ終えるまでの，どのプロセスでどのように不具合が生じているのか評価する。
- 食べる・飲むことに，身体機能の変化，病気や薬物，環境や心理的なストレスなどが影響していないか，また，どのように影響しているかを評価する（高齢者は特に，生活のなかでの脱水予防に留意する必要がある）。
- 食べる・飲むことが，日常生活にどのように影響しているのか，日常の活動を行うために必要な栄養が摂取できているかを評価する。

具体的ケア

食べる・飲むための準備

- いつでもおいしく食べられるよう，常に口腔内を清潔に保つ。
- 人や場所，食べる姿勢や食事に使う物品など，おいしく食べるための環境を整える。
- 認知症をもつ利用者が，集中して食事がとれる環境を整える。
- 利用者の咀嚼や嚥下能力に合った食事形態を選択する。

[*1]：経腸栄養法・静脈栄養法ともに水分・栄養の量や内容の選択によっては，身体への負荷（水分過剰・タンパク質過剰による腎臓への負荷，循環動態・呼吸機能への負荷，浸透圧の高い栄養剤注入や過剰な量の注入による下痢など）となる場合もある。

食事介助
- 食事を始める前に意識状態を確認し、誤嚥のリスクに注意を払う。
- 食べる楽しみを支えるため、好きなものをメニューに取り入れる。
- 少しでも食べられることや味わうことを楽しめるように意識し、時間どおりに食事をするというよりも「食べられそうなときに」や「少量を頻回に」といった利用者の状態に合わせ柔軟に対応する。
- 全面的に介助するのか、できない部分を補うのか、その内容によって食べる姿勢も変化するため、個別に応じた姿勢を整える。
- 安全に食べるために、姿勢を保持し、首の角度や一口量を守り、飲み込みの確認をしながら介助する。また、吸飲みの使用も正しく行う。
- できるかぎり利用者自身で食べることができるよう、利用者に合った自助具の選択を行う。
- 食事中に利用者に声をかける場合は、摂食や嚥下動作の妨げにならないよう注意する。
- 食後の胃食道内容物の逆流を防止するために、食後すぐに臥床することは避ける。
- 食べ終わった後の口腔内の清潔を保つ。

経鼻経管栄養法、胃瘻栄養法による栄養投与
- 処方および指示内容の確認、必要物品の確認を行う。
- 体調、鼻や胃部のカテーテル挿入部の皮膚の状態を確認する。
- 栄養注入時の体位を整える。
- 注入前の呼吸状態の確認を行い、必要なときには排痰や吸引を行う。
- 悪心・嘔吐、喘鳴、呼吸状態の変化などの有無を確認し、異常があればいったん中止する。
- 注入終了後は、栄養剤の逆流を予防するため、30〜60分は注入時の体位を保持する。
- 嘔吐、下痢、便秘、栄養剤の漏れや皮膚障害、カテーテルの閉塞や抜去に対する対応を決め、看護職員と介護職員間で周知徹底する。

口腔ケアの必要性と実際
- 高齢者は唾液分泌が減少するために口腔内が乾燥しやすい。そのため、口腔内の自浄作用が低下する。
- 高齢者は加齢とともに歯を喪失していることがあり、咀嚼力が低下するため食物残渣が口腔内に残りやすい。

- 口腔ケアを利用者自身で行うための筋力が低下したり，関節の可動域の制限などにより，自身で口腔内の清潔を保つことが難しくなる。
- 誤嚥性肺炎をはじめとする呼吸器感染症を予防するためには，口腔内の十分なアセスメントにもとづいた適切な口腔ケア方法の選択が重要であり，毎食後（状況によっては食事前も）の口腔ケアが効果的である。
- 口腔内の状況によっては，歯科医師の診察や歯科衛生士へ相談し，治療とケアを組み合わせることを考慮する。
- 歯のエナメル質の減少や歯肉の減退により，う歯の発生や歯牙欠損が増える。予期せぬ状況で歯が抜け，誤嚥してしまう可能性もある。残存歯の数や状態の確認をしっかりと行うとともに，治療や抜歯が必要と思われる場合は，すみやかに歯科医師に相談する。
- 口腔ケアに必要な物品を個別性に合わせ選択し使用する。

  [義歯のケアの注意点]
  - 義歯は破損・変形しやすいので丁寧に扱う。洗浄時の落下破損を予防するために，水を入れた容器などのうえで洗浄する。
  - 義歯の汚れは，細菌，唾液，血清成分からなる。義歯は必ずはずして磨くが，水洗いだけでは汚れを除去することはできないので，義歯専用のブラシで歯磨き剤を用いずにブラッシングする必要がある。
  - 就寝時には義歯をはずしてブラッシングして洗浄し，その後専用の容器を用いて清潔な水につけて保管する。
  - 義歯を口腔内に装着したまま磨いてしまうと，義歯と粘膜や残存歯の隙間の汚れが除去できず，清潔を保つことができなくなる。
  - 義歯に関するトラブルでは，義歯にカンジダが繁殖している場合，それが接している粘膜に炎症を引き起こすことがある。

チェック項目

1 利用者のふだんの食べる・飲む状況を把握しているか。
- ☐ 好み，食べやすい形態，量，食べる・飲むときの様子，姿勢，誤嚥の危険性
- ☐ 食べる・飲むときの環境，自助具などの使用物品
- ☐ 食べる・飲むことに対する利用者や家族，周囲の人の思い

2 食べる・飲むの変調を把握しているか
- ☐ 意識状態は清明で，むせや咳き込みが起こっていない
- ☐ 義歯が合わなかったり，口腔内にトラブルが起こっていない
- ☐ いつもと変わらず食事に集中できている
- ☐ 食べる意欲に変化がない
- ☐ 日常生活に影響を及ぼすような摂食量の変化がない

3 食べる・飲むを障害する疾患や薬物の影響を把握しているか
- ☐ う歯や口内炎の有無
- ☐ 消化器系の疾患の有無
- ☐ 持病の悪化や食べる・飲むに影響する新たな疾患の有無
  - →脳血管障害，認知症，抑うつ状態，がんなど
- ☐ 薬物の副作用による口渇や食欲不振，消化器症状の有無

4 食べる・飲むことのアセスメントをしているか
- ☐ 食べるものを認知するところから食べ終わるまでの過程
- ☐ 食べようとしない，食べられないシグナル
- ☐ 栄養状態
- ☐ 食べる・飲むに関係する環境要因
  - →場所や一緒に食べる人，介助する人，食器や自助具など

5　食べる・飲むに影響する生活状況や身体要因を把握しているか

- ☐ 日常生活のリズムの乱れ
- ☐ 体調の変化
  →便秘や下痢，脱水，発熱，疼痛，呼吸困難の出現など
- ☐ 心理的なストレス
  →不安や心配事，食べるよう強制されることの苦痛，一緒に食べる人や介助者との人間関係など

6　適切な食べる・飲むためのケアを提供しているか

- ☐ 口腔ケアを適切に行い，おいしく食べる準備ができている
- ☐ 食事の好みが取り入れられている
- ☐ 利用者の状態に合わせて，食べられるときに楽しむようなケアの工夫がなされている
- ☐ 食べやすさを考え，利用者に合った食形態を選択し，誤嚥のリスクも考慮できている
- ☐ 安楽・安全に食べられる姿勢をとっている
- ☐ 利用者の食べる能力をいかした食事介助をしている
- ☐ 経鼻経管栄養や胃瘻栄養の開始にあたっては，利用者・家族が主体的に意思決定できるよう，利点・欠点などを含めて十分な情報提供を行っている
- ☐ 経鼻経管栄養や胃瘻栄養について，本人にとって負担となっていないかを常に考えケアが提供できている
- ☐ 経鼻経管栄養や胃瘻栄養を開始後も，経口摂取への移行に向けた支援や検討を行っている（経管栄養を継続しながら経口摂取を進めていく方法も含める）

7　介護職員と連携し情報を共有できているか

- ☐ 安全においしく，楽しく食べる・飲むことができるよう，それぞれの利用者の介護の特徴を伝えている
- ☐ それぞれの利用者が安全においしく，楽しく食べる・飲むことを阻害する要因について説明し，該当する場合はフィードバックしてもらえるようにしている
- ☐ いつもより楽しそうに，安全に食べることができたなどの利用者の満足につながったケアを伝えてもらい，次のケアにいかしている

8　ケアの仕組みづくりはなされているか

- ☐ 利用者の個別性を考慮したケアが提供できている
- ☐ ケアに必要な人材を活用している，チームで取り組んでいる
  →歯科衛生士による口腔ケアやブラッシング指導を行っている

- [ ] 取り組もうとしているケアは実現可能である
  →コスト管理，スタッフの労力，スタッフの同意がとれている
- [ ] トラブル発生時に，すばやく対応できる体制が整っている
- [ ] 利用者およびその人に関わる人すべてが，いずれ食べられなくなる可能性を考え，最期をどう迎えるかをイメージできる

生活リズムを整えるための基本的ケア
排泄に関するケア

排泄とは生命を維持するために欠かせない生理機能である。しかし，加齢に伴い排泄機能の低下や排泄動作の障害が起こりやすく，看護職員・介護職員による排泄援助が必要な場面も増えてくる。

排泄を他者に委ねることは高齢者の尊厳を脅かすことにもつながり，排泄を自力で行いたい願望とできない現実との間で葛藤を生じる。また，排泄障害は睡眠障害，食欲不振，転倒などの誘因となり，生活の質の低下に直結しやすいことにも留意したい。

チェックポイント
1. 利用者のふだんの排泄状況を把握しているか
2. 排泄の変調を把握しているか
3. 排泄障害に対する疾患や薬物の影響を把握しているか
4. 排泄状況のアセスメントをしているか
5. 排泄に影響する生活状況や身体要因を把握しているか
6. 適切な排泄ケアを提供しているか
7. 介護職員と連携し情報を共有できているか
8. ケアの仕組みづくりはなされているか

生活からみた高齢者の特性

高齢者にとっての排泄

　高齢者が，「下の世話までしてもらって申し訳ない」と話したり，排泄を介助されることに抵抗を示し身体を触らせてもらえないことはよくある。排泄を他者に委ねることは，高齢者にとって「恥ずかしい，情けない」といった思いや，自分で自由にトイレに行けない不自由さから精神的な苦痛を伴う。また，排泄に問題を抱えること自体が，眠れない，イライラするなど，高齢者の体調や精神を不安定なものにし，日常の活動や生活の質を低下させる。

　十分なケアが行き届かないと，褥瘡の発生や残尿による尿路感染など，新たな健康障

害にもつながっていく。

加齢に伴う排泄機能の変化

排尿機能の変化
- 腎機能の低下などにより，脱水状態になりやすくなる。
- 排尿筋が不随意に収縮し，膀胱の知覚も低下するため，突然尿意を感じたり，失禁（切迫性尿失禁）や頻尿になりやすい。
- 夜間排尿回数が増加する。
- 排尿筋の収縮力低下や尿道萎縮，前立腺肥大による尿道圧迫，骨盤底筋群の低下などから尿の排出が困難になる。特に女性は，加齢や出産による尿道括約筋を含めた骨盤底筋群の低下が原因で，咳やくしゃみなど少し腹圧がかかるだけでも尿漏れ（腹圧性尿失禁）が起こることがある。

排便機能の変化
- 筋肉の衰えにより下垂した内臓に腸が圧迫され，蠕動運動が低下して便秘になりやすい。
- 腸蠕動の低下により便の腸内での停滞時間が長くなるため，水分吸収が亢進し便が硬くなり便秘が起こりやすい。
- 加齢による骨盤底筋群の運動や直腸感覚の低下は，便失禁を誘発しやすい。

排泄に影響を与える障害・薬物

排尿障害
- 排尿障害は大きく2つに分類される［図2-1］。
  [蓄尿障害]
  - 尿をためることの障害で，切迫性尿失禁（過活動膀胱），腹圧性尿失禁がある。
  [排出障害]
  - 尿を排出することの障害で，溢流性尿失禁，神経因性膀胱（低活動膀胱）がある。
  - 薬物に関連した排尿トラブルではないか，チェックする。
  例：抗うつ薬・抗精神病薬など抗コリン作用の薬物による残尿・尿閉，排尿障害のタイプに合わない薬物選択による失禁・尿意切迫感など

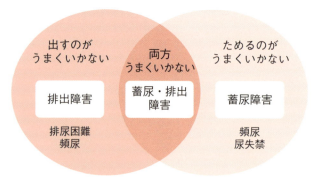

図2-1 排尿障害の分類
(西村かおる編:コンチネンスケアに強くなる排泄ケアブック. 学研メディカル秀潤社, 19, 2009.)

排便障害

[便秘]

- その人にとって排便の回数・量が少ない,便性が硬い状態(83ページの[図2-4],ブリストル便性状スケール1〜2)で,弛緩性便秘,直腸性便秘,薬剤性便秘などがある。

[下痢]

- その人のいつもの便性に比べて液状またはそれに近い状態(ブリストル便性状スケール6〜7)で,浸透圧性下痢,滲出性下痢,腸管運動の異常による下痢などがある。

看護職員の役割

①排泄の変調は重篤な病気の徴候であったり生活の質を低下させることもあるため,ふだんの排泄状況の把握と変調の発見と対応(予防的な対応も含む)を行う。
②排泄行為の自立という視点で排泄ケアを考え,チームを調整する。
③認知症をもつ利用者の排泄ケアについては,個々の利用者の排泄状況のアセスメントを介護職員と共有し,本人にとって心地よく排泄できる方法や環境を調整する。

point
チームで排泄ケア改善に取り組む

　排泄には食事,移動,清潔などさまざまなADLが関係し,環境調整も求められることから,多職種チームでのケアが必要となる。しかし,排泄ケアは介護職員の負担も大きく,設備投資などのコストもかかるため,チームをまとめたり関連部署との調整が難しいのが実際である。

　そこで,こちらの意図が伝わるようわかりやすい言葉を選ぶだけでなく,排泄ケアを改善することで何が起こるかの見通しを示すことも有用である。例えば,排泄ケアが1日の業務に占めるウェイトが高い介護職員にとっての利点や,排泄用具や環境を変えることによる長期的な経済効果などを施設管理者にアピールするのも,チームで排泄ケアを改善するのに効果的な方法の1つである。

アセスメントとケア

アセスメント

- 排泄行為は,尿意・便意を知覚することから後始末ができるまでの一連の動作を指す。どのプロセスで,どのように不具合が生じているのかを把握することが必要である。
- 排尿日誌[図2-2]や排便日誌(82ページ,[図2-3]),ブリストル便性状スケール(83ページ,[図2-4])は,アセスメントや診断に活用するだけでなく,ケアや治療の効果をみていくためにも有用である。

排尿時間	排尿量	失禁量	尿意切迫感	その他	飲水量
6時	300 mL	多量	あり		
7時					コーヒー 250 mL
8時	200 mL	少量	なし	くしゃみ	
合計	mL 排尿回数　回	失禁量　g 失禁回数　回			mL

図2-2 排尿日誌(例)
・最初から時間が入っているものと,排尿時間ごとに時間を記入する方法がある
(西村かおる編:コンチネンスケアに強くなる排泄ケアブック.学研メディカル秀潤社, 30, 2009.)

月／日	時　間	量	性　状	下剤等	時　間	量	備　考
7／7	11：00	少	泥状便		：		ガスとともに排便
／	：				：		
／	：				：		
／	：				：		
／	：				：		
／	：				：		
／	：				：		
／	：				：		
／	：				：		
／	：				：		
／	：				：		
／	：				：		

図2-3 排便日誌（案）
・排便の時間や便の量[*1]，性状を記入し，そのほか失禁の有無や腹痛などの症状があれば，あわせて備考欄に記録しておく
・下剤や浣腸など，排便に影響を与える投薬や処置，行った時間などを記入する
[*1]：便の量は「多い，普通，少ない」などと記入し，性状は図2-4のブリストル便性状スケールの7段階を参考に記入するか，もしくは「硬い，普，軟，下痢」などと記入してもよい
（西村かおる編：コンチネンスケアに強くなる排泄ケアブック．学研メディカル秀潤社, 87, 2009.）

- 排泄障害は，排泄に関連した身体機能の変化や病態だけが原因ではないことも多く，生活面（環境も含む）・心理面のアセスメントも欠かせない。

具体的ケア

排尿・排便の誘導（トイレ誘導）

　排尿日誌や排便日誌にもとづき，その人の排泄パターンに応じて誘導する。日誌をつける際には，怒りっぽくなる，ズボンに手を入れるなどの尿意・便意の手がかりとなる動作がないかも記録するとよい。特に排便は，便意を我慢してしまうと排便反射が起こりにくくなるため，便意があるときはすみやかに誘導する。また，尿意がなかったり排尿パターンが把握できない場合は，一定の時間に誘導する。

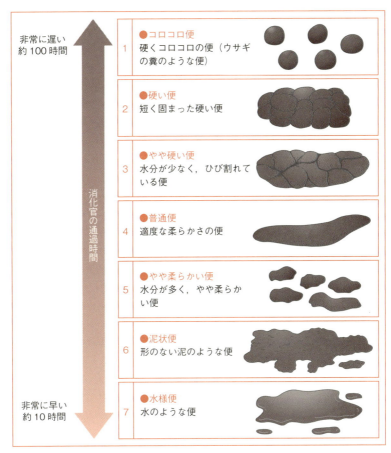

図2-4 ブリストル便性状スケール

環境整備

居室など,いつも過ごしている場所からトイレまでの距離,トイレの構造(段差,明るさ,洋式または和式など)がその人の認知機能や動作能力の状況に合っているかをアセスメントし,不適切な場合は調整する。

排泄用具の選択

利用者の排泄能力に合ったものを選択し,安易におむつや膀胱留置カテーテルを使わない。選択の際は,利用者の使い心地のよさ,皮膚トラブルを起こしにくいこと,廃用性の問題(例:筋力低下)を起こさないこと,使用方法が簡単で高価すぎないことなどを検討する。

おむつからの尿・便漏れが頻繁に起こる場合には，パッドが尿道口や肛門の位置にあたっているか，尿や便の形状と量に合っているか，体型に合ったサイズを選んでいるかなどを見直す。

清潔の保持

失禁は皮膚トラブルやにおいなどの原因となるため，入浴やシャワー浴，または陰部洗浄で清潔を保つとともに，洗浄後は水分が残らないように軽く押し拭きする。

水分摂取・食事の工夫

排尿量は体重にもよるが，1日1000～2000 mL必要であり，それが保てるように水分摂取を促す。脱水予防も考慮し，食事以外にも意識的な水分摂取が必要であるが，治療上水分制限されている場合は，医師と相談し水分摂取量を決定する。

便秘には水分摂取に加えて，食物繊維や乳酸菌の摂取が有用である。

心理的ケア

排泄機能の障害は利用者の自尊心を低下させやすいため，ケアをする際はプライバシーに注意を払うだけでなく，その人の希望を確認し，排泄を失敗したときにも責めてはいけない。日頃から利用者が安心してケアを任されるような人間関係をつくっておくことが大切である。

Column｜トイレ訓練

私の勤務する介護施設の平均要介護度は3.9で，重度の介護を必要とする利用者が多い施設です。歩行や立位保持などがほとんどできない状況ですが，「トイレでの排泄」ができるようになることを目標に日々スタッフ一同頑張っています。

毎日，座位練習・立位練習を行い，なんとか介助者の支えによって座位や立位が可能になると，車椅子でトイレへ誘導します。最初は2名で介助していた方も，1日に何度も繰り返し練習を重ねていると座位・立位が安定し，軽介助で「トイレでの排泄」ができるようになりました。そして，おむつからも卒業できるようになった方もおります。

このような取り組みを始めてもうすぐ3年目を迎えます。最初は1つのフロアだけの取り組みでしたが，「トイレでの排泄」は施設全体に広がり，1年を過ぎた頃には，利用者の約8割が日中トイレで排泄できるようになりました。

同時に，個人の排泄に合わせたおむつ・パッドの選択も行い，その結果，おむつの経費を前年度比10％削減することもできました。

機能回復訓練での成果が経費削減にもつながり，とても嬉しくなりました。

チェック項目

1 利用者のふだんの排泄状況を把握しているか
- ☐ 排尿回数, 排尿間隔, 排尿量, 尿性状, 尿意の有無やその表出方法, 尿失禁の有無
- ☐ 排便回数, 排便時間, 便性状, 下剤使用の有無
- ☐ 腹部の状態(腹部膨満の有無や程度, 腸蠕動音)
- ☐ 排泄(排尿・排便)に関連する既往疾患や薬物服用の有無
- ☐ 排泄動作や使用する排泄用具・環境
- ☐ 排泄状況に対する利用者や家族, 周囲の人の思い

2 排泄の変調を把握しているか

1) 排尿
- ☐ 尿量・水分出納
- ☐ 排尿時の症状(尿意の有無, 痛み, 排出困難, 残尿感, 尿意切迫感など), 尿の性状(出血, 混濁, 浮遊物, 臭気など)
- ☐ 尿失禁がある場合, そのタイプ
- ☐ 頻尿や尿意切迫感, 失禁などが及ぼす日常生活への影響

2) 排便
- ☐ 便の形状や量の異常の有無
- ☐ 便秘・下痢がある場合, そのタイプ
- ☐ 排便時の症状(便意の有無, 痛み, 排出困難, 残便感など), 便の性状(出血, 色, 臭気など)
- ☐ 便秘や下痢が及ぼす日常生活への影響

3 排泄障害に対する疾患や薬物の影響を把握しているか
- ☐ 腎・泌尿器系, 消化器系の疾患の有無
- ☐ 持病の悪化や排泄に影響する新たな疾患の有無
  - →糖尿病, 脳血管障害, 認知症, 骨折(特に圧迫骨折, 大腿骨頸部骨折), がんなど

- ☐ 陰部や肛門部の皮膚損傷・トラブル
- ☐ 排泄障害の治療薬の効果・副作用
- ☐ 排泄障害の治療薬以外の薬物による排泄障害の有無

4　排泄状況のアセスメントをしているか
- ☐ 生活行動における排尿と排便状況（排尿・排便日誌の活用）
- ☐ 尿意・便意のシグナル
- ☐ 通路やトイレ内の環境の不具合
  →居室からの距離，便座の種類・高さ，温度，広さ，プライバシーなど
- ☐ 衣類の着脱や後始末
  →ズボンの上げ下ろし，スカートをめくる，下着の上げ下ろし，トイレットペーパーを使う，水を流すなど
- ☐ 適切な排泄用具（ポータブルトイレ，尿器・便器，おむつなど）の種類や使用方法
  →使い心地，排尿・排便パターン，尿量，便形状，ADL，体型，廃用性筋萎縮や皮膚トラブルの原因になっていないか，コストなど

5　排泄に影響する生活状況や身体要因を把握しているか
- ☐ 日常生活のリズムの乱れ
- ☐ 移乗・移動などの動作や視力の低下
- ☐ 適切な水分・食事摂取量
- ☐ 心理的なストレス
  →羞恥心，スタッフや家族との人間関係など

6　適切な排泄ケアを提供しているか
- ☐ 日誌にもとづき，その人の排泄パターンに応じて誘導している
- ☐ 尿意がなかったり排尿パターンが把握できない場合は，一定の時間に誘導している
- ☐ 便意があるときは我慢をしないように伝え，すみやかに誘導している
- ☐ 環境に不具合がある場合は，積極的に改善している
  →居室からの距離，便座の種類・高さ，温度，広さ，プライバシーなど
- ☐ 排泄用具（ポータブルトイレ，尿器・便器，おむつなど）は適切な物を選び，使っている
  →使い心地，排尿・便パターン，尿量，便形状，ADL，体型，廃用性筋萎縮や皮膚トラブルの原因になっていないか，コストなど
- ☐ おむつを安易に用いていない
- ☐ 陰部の清潔が保持できている

- ☐ 適切な水分・食事摂取ができている
- ☐ 排泄障害の治療薬を適切に与薬している
- ☐ 利用者の自尊心に配慮してケアを行っている
  →プライバシー保持,本人の意思の尊重,言葉づかいが適切である(叱責などしていない)

7 介護職員と連携し情報を共有できているか

- ☐ それぞれの利用者について予測される排泄障害とその症状を説明し,該当する場合はフィードバックしてもらうようにしている
- ☐ 高齢者に多い排泄障害について説明している
- ☐ 看護職員に伝えてもらいたい排泄の異常や症状について伝えている
- ☐ 上記の場合の対応方法や必要な報告について伝えている
- ☐ 「誘導がうまくいった」「選択したおむつが効果的だった」など,利用者の満足のいく排泄へとつながったケアを伝えてもらい,次のケアにいかしている

8 ケアの仕組みづくりはなされているか

- ☐ 一律の排泄処置ではなく,個々の状態に合わせて援助ができている
  →一律の排泄処置の例:○日便がでないと浣腸を行う
- ☐ 排泄ケアに必要な人材を活用している,チームで取り組んでいる
- ☐ 取り組もうとしているケアは,実現可能である
  →コスト管理,スタッフの労力,スタッフの同意が得られている

生活リズムを整えるための基本的ケア
皮膚に関するケア

皮膚は加齢により変化し，外界からの刺激によってダメージを受けやすくなる。皮膚トラブルの多くは痒みや痛みを伴うことから，活動性の低下とともにイライラや不安をきたしやすい。また，人目につきやすい部分に起きた場合や感染症が原因のケースは，自尊心が低下したり，社会活動の制限を受けやすい。
このように，皮膚トラブルは身体面だけでなく，心理・社会的側面にも影響を与え，QOLを低下させることにも留意し，ケアを行っていく。

チェックポイント

1 利用者のふだんの皮膚の状況を把握しているか
2 皮膚の変調を把握しているか
3 高齢者にみられがちな皮膚疾患や皮膚トラブルの誘因を把握しているか
4 適切な皮膚ケアを提供しているか
5 介護職員と連携し情報を共有できているか
6 ケアの仕組みづくりはなされているか

生活からみた高齢者の特性

高齢者にとっての皮膚トラブル

　高齢者の皮膚は脆弱であり，日常生活やケア時のわずかな外力により，表皮剥離や内出血を起こしやすい。高齢者が自ら皮膚を保護する行動をとれる場合はよいが，認知症や虚弱な高齢者の場合はそれが難しくなる。認知症がある場合は，皮膚や創面を自ら搔破して皮膚トラブルを悪化させたり，痒みや痛みが行動・心理症状（BPSD）悪化の誘因となることもある。

加齢に伴う皮膚の変化

　加齢に伴う皮膚の変化は，「高齢者の身体機能の変化　外皮系」（17ページ）を参照。

高齢者によくみられる皮膚疾患

- 老人性乾皮症・皮膚瘙痒症
- 皮膚感染症：白癬症，疥癬，帯状疱疹，単純性疱疹，蜂窩織炎など
- 湿疹・皮膚炎：皮脂欠乏性皮膚炎，接触性皮膚炎(アレルギー性皮膚炎，おむつかぶれなど)，水疱性類天疱瘡，薬疹
- 褥瘡
- その他：浮腫，閉塞性動脈硬化症による壊疽，胼胝(タコ)・鶏眼(魚の目)，陥入爪，日光角化症，糖尿病・腎臓病・肝臓病による皮膚瘙痒症など

高齢者の皮膚トラブルの誘因

- 身体的要因：ドライスキン，失禁，皮膚の浸軟(ふやけ)，免疫力低下，糖尿病・腎臓病・肝臓病などの基礎疾患
- ケア提供上の要因：入浴の方法(湯温，時間，頻度，タオル・石けんの使用状況)，衣類・寝具・おむつの使用状況，爪の切り方，居室の温度・湿度，食物，薬物，スタッフの利用者の身体への触れ方・介助方法

看護職員の役割

皮膚ケアにおいて，看護職員は介護職員とともに以下のことを行う。
①高齢者の脆弱な皮膚の特徴をふまえ，日頃から保湿や保護を積極的に行う。
②高齢者のふだんの皮膚の状態を把握し，変調を素早く発見し対応へとつなげる。
③皮膚のダメージによる苦痛(痒み，痛み)をできるかぎり早急に除去する。

アセスメントとケア

アセスメント

- 利用者の皮膚の状態を把握する。
- 身体的要因やケア提供上の要因から，起こりうる皮膚トラブルについて予測する。
- 皮膚トラブルが利用者に与える影響(身体・心理・社会的)を把握する。

具体的ケア

スキンケアの基本

保湿と皮膚への刺激を減らすことが基本となる。保湿はローションなどの使用とともに,生活環境の湿度調整を行う(特に冬季)。

[入浴]

- ぬるめ(37～40℃)で短時間の入浴とし,皮膚の乾燥がひどい場合は石けんを用いない。
- 保湿剤は入浴直後に塗布する。
- その他は,「身体の清潔に関するケア(98ページ)」を参照。

褥瘡予防策

介護施設では褥瘡のリスクのある者に対し,褥瘡予防のための計画の作成などが規定されている。

褥瘡は複数の要因が重なることで発生するため[図2-5],褥瘡の好発部位(仙骨・大転子など骨突出部)だけでなく,全身管理や環境調整が必要である。褥瘡予防策は,以下の4つに分類される。

[圧迫・ずれ・摩擦の低減]

- 体位変換,体圧分散用具(エアマットレスなど)の使用,リフトなどの介護機器やスライディングシートなどの使用,ギャッチアップ時の圧抜き・ポジショニング。

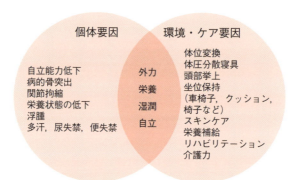

図2-5 褥瘡発生の概念図
〔真田弘美ほか:褥瘡発生要因の抽出とその評価. 日本褥瘡学会誌 5(1-2):136-49, 2003.〕

表2-3 ブレーデンスケール

	1点	2点	3点	4点
知覚の認知	全く知覚なし	重度の障害あり	軽度の障害あり	障害なし
湿潤	常に湿っている	たいてい湿っている	ときどき湿っている	めったに湿っていない
活動性	臥床	座位可能	ときどき歩行可能	歩行可能
可動性	全く体動なし	非常に限られる	やや限られる	自由に体動する
栄養状態	不良	やや不良	良好	非常に良好
摩擦とずれ	問題あり	潜在的に問題あり	問題なし	

［栄養状態］
- 必要量に応じたエネルギー, タンパク質を摂取。褥瘡発生時はこの他に鉄, 亜鉛, 銅, ビタミン, カルシウム, アルギニン（条件付必須アミノ酸の1つ）の補充を検討する。

［リハビリテーション］
- 関節可動域訓練, 離床など。
- 「移動・姿勢保持に関するケア」の〈臥床状態（寝たきり含む）の高齢者の姿勢の調整〉（65ページ）も参照する。

　褥瘡発生予測のためにはスケールを用いたリスクアセスメントを定期的に行うが, 代表的なものとしてブレーデンスケールがある［表2-3］。ブレーデンスケールは, 得点が低いほど褥瘡発生リスクが高く, 16点を境に褥瘡発生リスクの有無を判定することが多い。

褥瘡のアセスメントとケア

　褥瘡が発生した場合も定期的にアセスメントし, 治癒過程の評価とケアの見直しを行う。代表的なアセスメント方法にDESIGN-R®2020（92ページ, ［表2-4］）, NPUAP/EPUAPによる褥瘡の分類（93ページ, ［表2-5］）がある。

　褥瘡ケアは, 褥瘡予防策の継続に加えて, 以下の3つの局所のケアを実施する。また, 刻々と変化する創の状態に応じたケアが提供できるよう, 必要時は専門看護師・認定看護師や医師などに相談する。

［壊死組織の除去］
- 外用薬[*1]による融解, 医師による外科的切除

表2-4 DESIGN-R®2020 褥瘡経過評価用

カルテ番号（　　　　）
患者氏名　（　　　　）

月日	/	/	/	/	/	/

Depth 深さ　創内の一番深い部分で評価し，改善に伴い創底が浅くなった場合，これと相応の深さとして評価する

d	0	皮膚損傷・発赤なし	D	3	皮下組織までの損傷	
				4	皮下組織を越える損傷	
	1	持続する発赤		5	関節腔，体腔に至る損傷	
				DTI	深部損傷褥瘡（DTI）疑い[*2]	
	2	真皮までの損傷		U	壊死組織で覆われ深さ判定が不能	

Exudate 滲出液

e	0	なし	E	6	多量：1日2回以上のドレッシング交換を要する	
	1	少量：毎日のドレッシング交換を要しない				
	3	中等量：1日1回のドレッシング交換を要する				

Size 大きさ　皮膚損傷範囲を測定：[長径(cm)×短径[*3](cm)][*4]

s	0	皮膚損傷なし	S	15	100以上	
	3	4未満				
	6	4以上　16未満				
	8	16以上　36未満				
	9	36以上　64未満				
	12	64以上　100未満				

Inflammation/Infection 炎症／感染

i	0	局所の炎症徴候なし	I	3C[*5]	臨界的定着疑い（創面にぬめりがあり，滲出液が多い。肉芽があれば，浮腫性で脆弱など）	
	1	局所の炎症徴候あり（創周囲の発赤・腫脹・熱感・疼痛）		3[*5]	局所の明らかな感染徴候あり（炎症徴候，膿，悪臭など）	
				9	全身的影響あり（発熱など）	

Granulation 肉芽組織

g	0	創が治癒した場合，創の浅い場合，深部損傷褥瘡（DTI）疑いの場合	G	4	良性肉芽が，創面の10％以上50％未満を占める	
	1	良性肉芽が創面の90％以上を占める		5	良性肉芽が，創面の10％未満を占める	
	3	良性肉芽が創面の50％以上90％未満を占める		6	良性肉芽が全く形成されていない	

Necrotic tissue 壊死組織　混在している場合は全体的に多い病態をもって評価する

n	0	壊死組織なし	N	3	柔らかい壊死組織あり	
				6	硬く厚い密着した壊死組織あり	

Pocket ポケット　毎回同じ体位で，ポケット全周（潰瘍面も含め）[長径(cm)×短径[*3](cm)]から潰瘍の大きさを差し引いたもの

p	0	ポケットなし	P	6	4未満	
				9	4以上16未満	
				12	16以上36未満	
				24	36以上	

部位［仙骨部，坐骨部，大転子部，踵骨部，その他（　　　　）］

合計[*1]						

©日本褥瘡学会

[*1] 深さ（Depth：d/D）の点数は合計には加えない
[*2] 深部損傷褥瘡（DTI）疑いは，視診・触診，補助データ（発生経緯，血液検査，画像診断等）から判断する
[*3] "短径"とは"長径と直交する最大径"である
[*4] 持続する発赤の場合も皮膚損傷に準じて評価する
[*5] "3C"あるいは「3」のいずれかを記載する。いずれの場合も点数は3点とする

表2-5 NPUAP/EPUAPによる褥瘡の分類

カテゴリ/ステージⅠ	カテゴリ/ステージⅡ	カテゴリ/ステージⅢ	カテゴリ/ステージⅣ	（米国向けの追加のカテゴリ）	
消退しない発赤	部分欠損または水疱	全層皮膚欠損（脂肪層の露出）	全層組織欠損		
通常骨突出部に限局された領域に消退しない発赤を伴う損傷のない皮膚	黄色壊死組織（スラフ）を伴わない、創底が薄赤色の浅い潰瘍として現れる真皮の部分層欠損	全層組織欠損	骨、腱、筋肉の露出を伴う全層組織欠損	判定不能：皮膚または組織の全層欠損（深さ不明）	深部組織損傷疑い（深さ不明）

(European Pressure Ulcer Advisory Panel and National Pressure Ulcer Advisory Panel. Prevention and treatment of pressure ulcers : quick reference guide. Washington DC : National Pressure Ulcer Advisory Panel ; 2009. より作成)

［褥瘡および周囲の皮膚の清潔］

- 十分な量の生理食塩水または水道水を用いて洗浄し、壊死組織や創表面の汚れを取り除く。
- 周囲の皮膚も通常の皮膚と同様に清潔を保つ。

［湿潤環境の提供］

- ドレッシング材貼付、外用薬の塗布

---

*1：外用薬には、感染のコントロールや壊死組織の融解としてヨウ素含有軟膏（カデックス®軟膏）やスルファジアジン銀軟膏（ゲーベン®クリーム）などが、肉芽形成としてトラフェルミン（フィブラスト®）やブクラデシン軟膏（アクトシン®軟膏）などがある。

チェック項目

1　利用者のふだんの皮膚の状況を把握しているか
- ☐　ふだんの皮膚の状態
    →ドライスキン，傷つきやすさ，かぶれやすさなど
- ☐　皮膚の状態による症状の有無と程度
    →痒み，痛みなど
- ☐　皮膚の状態に対する利用者や家族，周囲の人の受け止めや思い

2　皮膚の変調を把握しているか
- ☐　疾患や症状の有無と程度
    →ドライスキン，皮膚瘙痒症，白癬・疥癬・帯状疱疹などの感染症，湿疹，おむつかぶれ，褥瘡，浮腫，壊疽，胼胝（タコ）・鶏眼（魚の目），陥入爪など
- ☐　痛みや痒みなどの皮膚の変調による苦痛の有無と程度
- ☐　皮膚の変調による日常生活への影響
- ☐　皮膚の変調による心理的影響

3　高齢者にみられがちな皮膚疾患や皮膚トラブルの誘因を把握しているか
- ☐　利用者個々についてドライスキン，失禁，皮膚の浸軟（ふやけ），免疫力低下，糖尿病・腎臓病・肝臓病などの基礎疾患の有無を確認している
- ☐　次のことによる皮膚トラブルの有無を確認している
    →身体の清潔方法，衣類，おむつの着用，温湿度，食事・服薬，介助時の圧迫・擦過
- ☐　次のことが皮膚トラブルの悪化につながっていないかを確認し，適切に対応している
    →情緒不安定，心理的ストレスなど
- ☐　皮膚トラブルが利用者の健康やQOLを低下させていないか確認している
    →活動性の低下，自尊感情の低下など

4 適切な皮膚ケアを提供しているか

- ☐ わずかな外力が皮膚トラブルの原因になることに留意して，ケアを提供している
    - → ・皮膚の保湿（ローションの使用など）
        - ・建物内の湿度調整
        - ・ぬるめ（37～40℃）で短時間の入浴
        - ・乾燥が強い場合は石けんを使用しない
        - ・こすらずに押さえるようにして拭く
        - ・陰部洗浄を実施する場合は，1日1～2回（皮脂をとりすぎない）
        - ・深部静脈血栓，高度な浮腫，褥瘡による発赤は，マッサージ禁忌
        - ・しめつけ過ぎない衣類，肌あたりのよい衣類を選択
- ☐ 褥瘡予防策を適切に実施している
    - → ・褥瘡の発生要因を理解している
        - ・褥瘡リスクアセスメントスケールを用いて，利用者ごとのリスクを定期的に判定している
        - ・各々の利用者の褥瘡発生リスクに応じて以下の4つの褥瘡予防策を実施している
            圧迫・ずれ・摩擦の低減：体位変換，体圧分散用具・リフトなどの介護機器・スライディングシートなどの導入，圧抜き・ポジショニングの工夫
            栄養状態の改善：必要量に応じたエネルギー，タンパク質の摂取
            スキンケア：「スキンケアの基本」（90ページ）を参照
            リハビリテーション：関節可動域訓練，離床など
- ☐ 褥瘡発生時は治癒に向けて，適切なケアを実施している
    - → ・褥瘡の状態をDESIGN-R®2020やNPUAP/EPUAP，創面の色調による分類などを用いて，継続して評価している
        - ・褥瘡のアセスメントにもとづいた褥瘡予防策を実施している
        - ・現在の局所的ケアが褥瘡の状態に合っているか常にアセスメントしている
        - ・必要時は医師と相談しながら，褥瘡ケアを提供する

5 介護職員と連携し情報を共有できているか

- ☐ 高齢者に多い皮膚トラブルについて説明している
- ☐ 看護職員に伝えてもらいたい皮膚トラブルについて伝えている
- ☐ 上記の場合の対応方法や必要な報告について伝えている
- ☐ 褥瘡ケアで治癒した場合には，ケアを振り返りよかったことを看護職員からフィードバックし，再発予防策など次の予防的ケアにいかしている

6　ケアの仕組みづくりはなされているか

- ☐ 皮膚のケアに必要な人材を活用している，チームで取り組んでいる
- ☐ 取り組もうとしているケアは，実現可能である
    →コスト管理，スタッフの労力，スタッフの同意がとれている
- ☐ 利用者，家族にも皮膚のトラブルについて説明し，早期発見や適切なケアにつなげている

生活リズムを整えるための基本的ケア
身体の清潔に関するケア

身体の清潔に関するケアは，余分な皮脂や汚れを落とすことだけではない。
身体の清潔に関するケアを行わなかったとしたら，高齢者にどのような影響が起こるのかを見極めて提供しなければならないケアである。「皮膚に関するケア」(88ページ)で述べた高齢者の皮膚の状態を把握したうえで身体の清潔を保つケアを提供し，気持ちよさや心地よさを導き出し，日常生活が快適に過ごせるよう働きかけるものである。

チェックポイント
1. 利用者の清潔を保つ方法を把握しているか
2. 利用者の身体の清潔を保つことを困難にする要因を理解しているか
3. 身体の清潔を保つためのケアを適切に提供しているか
4. 介護職員と連携し情報を共有できているか
5. ケアの仕組みづくりはなされているか

生活からみた高齢者の特性

高齢者にとっての清潔

　清潔が保たれていることは高齢者にとっての喜びであり，人と交流する意欲を増すことにつながるなど，いきいきとした日常生活にも影響することを意識する必要がある。
　人間誰しも自らの清潔行動は，自分の好みの方法で自分で行いたいものである。しかし，高齢者は，身体機能の低下や認知症などにより，自分でできなくなり，介助を必要とし，徐々にその割合が増える。高齢者は「恥ずかしい」や「こうやってほしい」と言葉に表せないことも多い。ケアを提供する者が高齢者の羞恥心，気兼ねや遠慮といった気持ちにも気を配ることが大切である。
　また，加齢に伴い，皮膚の状態や清潔を保つ方法は変化する。「ゴシゴシ洗う」など，刺激の強い方法では，皮膚に損傷を与えかねないことに注意する。

身体の清潔保持を困難にする加齢の影響

- 皮脂腺や汗腺の機能低下や減少により皮脂量や発汗量が減少する。また，皮膚の乾燥が起こりやすい。
- 皮膚のたるみやしわの部分に汚れが残りやすい。
- 皮膚のバリア機能が低下する。
- 皮膚が菲薄化し，弾力性が喪失する。
- 身体機能の低下とともに意欲も低下しやすいことから，十分な清潔行動がとれなくなる。また，感覚機能の低下により自分自身の身体の汚れを認識することが難しくなる。
- 介助者への気兼ねや遠慮，自分のやり方に合わない介助を受けることによって，清潔ケアを受け入れないことも起こる。
- 認知症の悪化に伴い清潔を保つことに無頓着となったり，風呂の入り方や顔の洗い方そのものを忘れてしまうなど，清潔を保ちにくくなることも多い。
- 認知症の状況によっては，ケアを受け入れにくくなることも多い。

看護職員の役割

①利用者の清潔保持が困難となる要因を明らかにし，個別性に合ったケアへと結びつける。
②利用者の個別性に合った清潔ケアが提供できるよう，チームを調整する。

アセスメントとケア

アセスメント

- ケア実施の前に，バイタルサイン，皮膚の状態，水分の摂取量，食事摂取時間，感染症の有無などを確認し，必要に応じて医師に相談する。
- ケア中は，全身を観察する。
- 清潔保持が困難な場合は，その要因を明らかにする（セルフケア能力，意欲，その人に見合ったケアが行われているかなど）。
- 清潔ケアが，それぞれの利用者や家族にどのような影響を及ぼすのかを考える（体力や心身の負担・自尊心や社会性の保持）。

具体的ケア

- 羞恥心やプライバシーへの配慮を行う。
- 入浴の場合,滑り防止,手すり,シャワーチェア,機械浴槽の整備,室温・湯の温度・換気の調整,介助の方法,スタッフの必要数など,安全に配慮する。
- 施設内感染症予防のための準備と対応を行う。
- 転倒・転落,熱傷,外傷,湯あたり,脱水,低血糖,感染症,疲労感など,実施時に伴うリスク要因について意識し,予防および出現時の対応がとれる準備を行う。
- 医療的ケアが必要な場合は,看護職員と介護職員に対応方法を周知徹底する。

  入浴
  - 身体を清潔にするうえで効果的な方法であることに加え,温熱作用,静水圧作用,浮力作用がもたらす生理的な効果がある。
  - 温熱作用によって,血液循環や発汗が促進される。特に37〜40℃の湯温は,副交感神経を優位にして,疲労回復やリラックス効果を得ることができる。ただし,40℃を超えた湯温では,交感神経が優位となって緊張して脈拍や呼吸数が増加し,血液粘度も高まる。
  - 静水圧作用も血液循環を促すとともに新陳代謝を高める。
  - 浮力作用では,筋肉の負担を軽減し関節可動域を拡大する。
  - エネルギー代謝量が大きく循環動態にも影響を及ぼすため,湯温や入浴方法,入浴時間などに配慮が必要である。特に高血圧,脳血管疾患の既往のある利用者については,入浴可能な血圧値の範囲について医師から指示を得ておく。
  - 認知症をもつ利用者にとっては,これから入浴することが理解できないなかで衣類を脱ぐことは,不安や羞恥心を誘発しやすいため,「入浴する」と理解できる方法や時間帯にあわせるなど,柔軟に対応することが大切である。

  手浴・足浴
  - 全身の入浴に比べて疲労を感じずに身体を部分的に清潔にすることができる。
  - 温熱刺激により血液の循環がよくなったり,リラックス効果が得られる。
  - 手浴・足浴後は,爪切りもスムーズに実施できる。

  清拭
  - 入浴ができない場合は,身体の清潔を保つ方法として清拭がある。
  - 利用者が自分でできるところは,自分で行うように促すことで残存能力の維持,向上につなげることができる。

- 血行を促進するとともに，爽快感を得ることができる。
- 清拭にあわせて筋肉や関節を動かすことにより，筋肉の萎縮や関節拘縮を予防する。
- 高齢者の皮膚は菲薄化しているため，織り目の細かい薄地のタオルを用いて，利用者が心地よく感じていることや皮膚の状態を確認しながら行っていく。
- 高齢者は体温調節機能が低下しているので，過度な皮膚の露出は避けるとともに，清拭を行う部屋の室温にも留意する。

チェック項目

1 利用者の清潔を保つ方法を把握しているか
- ☐ 利用者の好みのやり方が取り入れられたケアである
  - →服を脱ぎ着する順番，身体を洗う順番，石けんやシャンプーの銘柄など
- ☐ 利用者の生活状況や身体状況に合ったケアである

2 利用者の身体の清潔を保つことを困難にする要因を理解しているか
- ☐ 利用者の皮膚の状態と高齢者の一般的な皮膚の状態と起こりうる損傷
- ☐ 感覚機能の変化
- ☐ 利用者の羞恥心や気兼ね・遠慮
- ☐ 認知症による影響

3 身体の清潔を保つためのケアを適切に提供しているか
- ☐ 羞恥心やプライバシーに配慮している
- ☐ 安全・安楽に行える環境を整えている
  - →滑り防止，手すり，シャワーチェア，機械浴槽の整備，室温・給湯の調整，介助方法，介助者の数など
- ☐ 個々の体力，セルフケア能力を評価し，自分でできるところは自分で行うようすすめる
- ☐ 利用者が心地よい，楽しみだと思えるケアを提供している
- ☐ 見た目の美しさや清潔感へも配慮したケアとなっている

4 介護職員と連携し情報を共有できているか
- ☐ 清潔ケア時に発見できる身体や皮膚の異常を説明している

5 ケアの仕組みづくりはなされているか
- ☐ 実施に伴うリスクについて，適切に対応する準備ができている
  - →異常を発見した場合の対処，報告など

- ☐ 感染予防に配慮したケアが行える
- ☐ 清潔ケアに必要な人材を活用している，チームで取り組んでいる
- ☐ 取り組もうとしているケアは，実現可能である
    →コスト管理，スタッフの労力，スタッフの同意がとれている

生活リズムを整えるための基本的ケア
身だしなみに関するケア

身だしなみは，生活史，生活習慣，価値観などを含めたその人らしさを反映するものである。そして，身だしなみを整えることは，気持ちに華やかさを与えるとともに自尊感情を高め，周囲との関係性や社会性にもよい影響を与える。
また，利用者の家族にとっては，大事にケアされていることを感じられるものであり，身だしなみに関するケアが行き届いていると，自分の家族のケアを任せることに安心感をもつことができる。

チェックポイント
1　利用者の身だしなみの整え方を理解しているか
2　意義や留意点を理解し，適切な身だしなみに関するケアを提供しているか
3　介護職員と連携し情報を共有できているか
4　ケアの仕組みづくりはなされているか

生活からみた高齢者の特性

高齢者にとっての身だしなみ

　高齢者は，加齢に伴うさまざまな心身機能の低下や日常生活を送る環境などの影響から，自分で身だしなみを整えることが難しくなることが多い。しかし，高齢者が他者を気づかい，配慮する気持ちをもちながら生活していることを考えると，身だしなみを整えずに他者と交流することに対し，恥ずかしいと感じていることが想像できる。
　また，起床後，寝衣から日中過ごすための清潔な衣類への着替えをはじめ，身だしなみを整えることは生活リズムを整えるうえでも大切なことであり，それらが周囲との関係性や自尊感情を高めることへも影響する。

看護職員の役割

　活動的なときや看取り期にあるときなど，身体の状態によって身だしなみの整え方が

異なってくる。また，皮膚，爪，髪，髭などの身だしなみを整える技術は成人期とは異なる配慮が必要となるため，それを安全に行う観点からも看護職員の役割は重要である。

身だしなみは利用者の本人らしさを示すものであり，個人の好みや生活史，生活習慣などを取り入れたケアを介護職員とともに提供する。

アセスメントとケア

アセスメント

- 日常生活のなかでのその人らしさ，他者にどのようにみられたいと思っているのか，個人の好みや生活史，生活習慣などを配慮する。
- 本人や家族が，どのように身だしなみを整えてほしいと思っているのかを確認する。
- どこまで利用者自身で整えることができるのか，どのような援助が必要なのかを考える。
- 皮膚，爪，髪，髭がどのような状態であるのか，通常の整え方でよいのか，個別的な整え方が必要なのかを確認する。
- 身だしなみを整えるうえで必要な衣類や履き物などの素材の清潔さや心地よさ，安全などにも配慮する。

具体的ケア

眼脂拭き，爪切り，整髪，髭そり

- 眼瞼が下垂している場合には眼瞼結膜に触れないよう，少し持ち上げてシワの間を蒸しタオルなどでやさしく押し拭きする。眼の周囲の皮膚はより薄いため注意が必要である。
- 拘縮がある場合の爪切りは難しく工夫が必要である。また，爪白癬の場合の爪切りは専門的な知識と技術を要する。
- 適宜，頭髪のブラッシングをやさしく，頭皮を傷つけないように行う。衣服やベッド上に抜け落ちた毛髪は取り除く。定期的に好みの髪形を聞きながら散髪を行う。
- 髭を剃る場合も皮膚を傷つけないように行う。電動シェーバーやT字剃刀を用いるが，どちらも使用前に蒸しタオルなどで十分肌を温め，ローションなどで皮膚を保護し，皮膚を傷つけることを防ぐ。終了後はクリームなどで肌を整えることが肌荒れ防止につながる。

衣類，履物，装飾品などの選択

- 衣類の色や柄は個々の利用者の好みを尊重し，1日中寝巻きやジャージ姿とならないように，時と場所と場面をふまえる。
- 高齢者の皮膚は乾燥しやすく傷つきやすいため，衣類は肌触りのよい，吸湿性・吸水性にすぐれた素材とする。
- 血液の循環を促進し，浮腫，関節可動域の制限などを予防するためにも身体の動きを過度に妨げる衣類は避ける。
- 暑さや寒さ，湿気などの温度・湿度の変化に対応できるものを用意しておく。帽子やひざ掛け，レッグウォーマーやマフラー，スカーフ，ショールなどを積極的に活用する。
- 利用者によっては麻痺や拘縮により関節の可動域に制限が生じていることがあるため，衣類は前開きやゆったりとした形のものとして，着脱しやすく動きを妨げないものが好ましい。
- 転倒・骨折の予防のためにもズボンやスカートの丈は長すぎないように留意し，利用者自身が裾を踏んだり，周囲のものに引っかけたりしないようにする。
- 履物は安全で清潔であることを重視する。転倒を避けるために，足のサイズに合った，下肢の筋力に適した重さのある，踵の固定できるものをすすめる。
- 糖尿病や動脈硬化のある利用者も多く，末梢神経障害のために，自覚しにくい皮膚損傷には十分注意を払う。受傷や感染の予防，血行の維持のためには靴下を履くようにする。
- 本人の好みを尊重し，化粧をしたり，ブローチやコサージュなどのアクセサリー，ポシェット，ワイシャツ，ネクタイなどでおしゃれを楽しめると生活が潤ったものとなる。

Column｜施設看護の楽しさ

　病院勤務を経て介護施設に入職した看護職員たちが「施設には介護職員が多く，私たち看護職員はまるで介護職員に使われているようだ」と話しているのをよく聞きます。私自身も介護施設で働き始めた頃はそう思いました。

　でも，「ここは病院ではない，利用者のみなさんの生活の場だ。病院と同じケアをしようと思うから大変なんだ。ここでは介護職員が主役。介護職員の人たちが自分たちの力を十分に発揮できるように関わり，一緒にやっていけばいいんだ」と思うようになってからは気持ちが楽になり，肩の力が抜けた思いがしました。

　気持ちの切り替えができてからは介護職員のみなさんと一緒にケアを行い，「このときは○○に気をつけてね」「ここも注意して観察しようね」「ここからは私がするから，ここまではお願いね」などと，介護職員ができることはいろいろ任せるようにしました。

　事前に利用者の健康状態などを知らせることで，介護職員の方々も安心してケアできるようになり，何か変化があるとすぐに「看護師さん，ちょっとみてください」と声をかけてくれ，早めに対処できるようになりました。

　病院勤務では対応が難しかった認知症の方々が，ここでは笑顔で穏やかに過ごしており，そんな彼らの姿をみると「介護職員の力ってすごいなあ」と感心させられます。

　今では，「介護職員の方々が安心して利用者に関われるように支えるのが，われわれ看護職なんだ！」と思えるようになり，「施設って，楽しい‼」と感じられようになりました。

チェック項目

1　利用者の身だしなみの整え方を理解しているか
- ☐ 本人の好み，こだわり，生活史，生活習慣，価値観など
- ☐ 身体状態，皮膚，爪，髪，髭などの個別的な整え方
- ☐ 身だしなみの整えが，本人の楽しみや快適さにつながっていることの評価
- ☐ 日常生活への影響
- ☐ 家族の意向や満足度

2　意義や留意点を理解し，適切な身だしなみに関するケアを提供しているか
- ☐ 24時間，いつでも身だしなみが整っている
- ☐ ケア時にプライバシーが保護できている
- ☐ ケア時に身体の観察ができている
- ☐ セルフケア能力に配慮したケアを行っている
  - →過小・過剰な介助になっていない
- ☐ 看取りの時期にある高齢者など，昼夜で衣類の交換が必要でない場合もあるが，衣類やリネン類が常に清潔であり心地よく過ごせるよう配慮できている

1) 眼脂拭き・爪切り・整髪・髭そり
- ☐ 個々の状態を把握し，ケアに反映させている
  - →持病の有無，麻痺の有無や程度，皮膚の状態，好みの整え方など
- ☐ 心地よさや満足につながったケアである
- ☐ 安全な実施に配慮ができている
- →爪白癬の爪切りは専門的な知識と技術を要する

2) 衣類，履物，装飾品などの選択
- ☐ 利用者の好みを尊重している
- ☐ 季節，湿度，温度，時間，場所，場面などをふまえた選択となっている
- ☐ 身体状況，持病や持病による影響に配慮した選択となっている
  - →循環動態，皮膚の状態，関節可動域など

- ☐ 危険性に配慮した選択となっている
    - →サイズが合っている,転倒・骨折の予防,皮膚の保護などが考えられている
- ☐ 清潔なものである
- ☐ 本人の状態などに合わせて化粧や装飾品などでおしゃれが楽しめる

3 介護職員と連携し情報を共有できているか

- ☐ 身だしなみを整えるにあたっての意義や留意事項を説明し,そのなかで気づいた本人の変化についてフィードバックしてもらうようにしている
- ☐ 笑顔が引き出せた,いきいきとした活動につながったなど,利用者が満足するケアを提供できた場合,その情報を伝えてもらい,次へのケアにいかしている

4 ケアの仕組みづくりはなされているか

- ☐ 準備,着脱介助の手順,注意事項などが明確になっている(マニュアルがある)
- ☐ 身だしなみを整えるケアに必要な人材を活用している,チームで取り組んでいる
    - →理容師など外部の人材とも利用者の状態や好みなどの情報を共有し,ケアに反映できている
- ☐ 取り組もうとしているケアは,実現可能である
    - →コスト管理,スタッフの労力,スタッフの同意がとれている

薬の管理

高齢者は，加齢性変化や慢性疾患に伴い，複数の薬物を使用していることが多い。しかし，身体の加齢性変化により薬物の効果や副作用の出現に特徴があり，それらが日常生活に大きな影響を及ぼすことがある。
効果的な薬物療法は症状などを緩和し，より持続的な生活機能の維持を可能にする。一方で，薬の副作用により不快な症状や日常生活に障害をきたすこともある。そのため，服用する薬物の必要性を常にアセスメントし，効果・効能を観察して，確実な与薬を行うことができるよう看護職員がケアチームの調整役となる必要がある。

チェックポイント

1　利用者に行われている薬物療法について把握しているか
2　可能なかぎり非薬物療法を用いているか
3　投与方法は確実で簡便な方法をとっているか
4　薬物の量を最小限にする対応をしているか
5　薬物療法の目的を理解してその効果をモニタリングしているか
6　新たな症状や体調・生活状況などの変化が現れたときは，まず副作用を疑い適切な行動をしているか
7　介護職員と連携し情報を共有できているか
8　ケアの仕組みづくり：安全な投与のためのルールや手順が明記されているか
9　ポリファーマシーを避ける

高齢者における薬物療法と薬物有害事象

　高齢者は臓器予備能が低下しているうえ，加齢により薬物動態が変化するため，薬剤を成人と同量投与しても過量投与になりやすかったり，相互作用が生じやすい。このため，成人では有効性や安全性の高い薬物でも，高齢者には注意深く投与しなければならない。
　また，慢性疾患を併せ持つことも多く，多剤併用，併科受診，長期服用となることが多い。加えて，脱水，疲労などにより症状が定型的に出ない，あるいは遅れて出ることもあり，

表2-6 高齢者で薬物有害事象が増加する要因

疾患上の要因	・複数の疾患を有する　→　多剤併用, 併科受診 ・慢性疾患が多い　→　長期服用 ・症候が非定型的　→　誤診に基づく誤投薬, 対症療法による多剤併用
機能上の要因	・臓器予備能の低下（薬物動態の加齢変化）　→　過量投与 ・認知機能, 視力・聴力の低下　→　アドヒアランス低下, 誤服用, 症状発現の遅れ
社会的要因	・過少医療　→　投薬中断

〔日本老年医学会：高齢者の安全な薬物療法ガイドライン2015. 12, 2015. https://www.jpn-geriat-soc.or.jp/info/topics/pdf/20170808_01.pdf（2018年10月1日アクセス）〕

それによって誤った診断や薬剤投与を受けやすい。そのほか, 認知機能, 視力や聴力の低下があると, アドヒアランスが低下したり, 間違って服用したりということも生じやすい〔表2-6〕[1]。

以上から, 高齢者に対しては非薬物療法（ケアを含む）を薬物療法より優先させることなどが重要である。

薬物の作用や代謝

薬物が体内に入ると, ①吸収, ②分布, ③代謝, ④排泄の過程を経るが, 特に気をつけたいのは②～④である。

- 分布：体内の脂肪組織の増加と水分量の減少に伴い, 分布容積が低下し, 水溶性薬物の血中濃度が上昇し作用が強く生じたり, 脂溶性薬物が体内（脂肪組織）に蓄積し作用が遷延したりする。また, 低栄養状態で血清アルブミン値が低下すると, 作用が強く生じやすい薬物もある[*1]。栄養状態やフレイルに注意する必要がある。
- 代謝：肝臓の代謝機能の低下により, 薬が体内で分解されにくくなり, 作用が遷延したりする[*2]。
- 排泄：腎臓の機能の低下により, 薬が排泄されにくくなり, 作用が強く生じたりする[*3]。また, 血中濃度が下がりにくい。

---

*1：このような影響が出やすい薬物としては, ジゴキシンやジアゼパム, ワルファリンカリウムなどタンパク結合率の高いものが紹介されることが多い。
*2：このような影響が出やすい薬物としては, ベンゾジアゼピン系睡眠薬や三環系抗うつ剤など肝代謝型のものが紹介されることが多い。
*3：腎機能が極度に低下している場合, 薬物によっては定期的に血中濃度をはかり, 投与量を調整することもある。

表2-7 薬の剤形と特徴・注意点

種類	剤形	特徴・注意点など	
内服薬 経口より投与し消化管(主に小腸)粘膜下の毛細血管から吸収,各組織の受容体に運搬され効果を示す	散薬	・粒子が大きい薬は義歯の隙間などに溜まるため,義歯を外して内服するなどを検討する ・錠剤やカプセルより効き目が早い	・投与(服用)後は,薬が口腔内に残っていないことを確認する ・嚥下機能を評価し与薬する
	錠剤	・口腔内崩壊錠(OD錠)や口腔内速崩錠は少量の唾液や水で溶けるため,嚥下が困難な高齢者にも使用できる ・粉砕する必要がない	
	カプセル薬	・薬の苦味やにおいをカプセルに閉じ込めている ・徐放性顆粒を入れている場合があるため,脱カプセルして投与しない	
	シロップ薬	・液剤(薬を水などで溶かしたもの,甘みや香りをつけて飲みやすくしている)やドライシロップがある	
外用薬 内服や注射以外の投与法	点眼薬	・眼局所に作用 ・直接,薬を患部に投与するため,作用が早く副作用も少ない ・点眼液と眼軟膏がある ・点眼前に手を洗う ・容器の先端を睫毛などにつけないようにする ・こぼれた液で皮膚炎を起こすことがある ・2種類以上の点眼薬を使用する場合には,5分以上間隔をあける ・散瞳薬は視界をまぶしくするため安全に配慮する	
	点鼻薬	・液剤とエアゾール剤がある ・局所の血管吸収薬や抗ヒスタミン薬,抗アレルギー薬含有のものが多い ・頭部の後屈が必要な場合は必ず座ってもらう ・鼻の粘膜に噴射する	
	点耳薬	・外耳道に投与 ・抗菌薬やステロイド剤含有のものが多い ・体温に近い状態で使用する(薬液の温度が低いとめまいを起こすことがある)	

- 薬物相互作用:グレープフルーツジュースとカルシウム拮抗剤に代表されるような薬物代謝酵素チトクロームP450(CYP)を介した相互作用が問題となることもあり,併用禁忌などをよく理解しておく[2]。日本老年医学会ホームページの「高齢者の安全な薬物療法ガイドライン2015」にある「特に慎重な投与を要する薬物」「開始を考慮するべき薬物」のリストを参考にされたい[3]。

薬の管理に影響する要因と服薬支援

薬の管理に影響する要因は,利用者の疾患にとらわれず,把握しておきたい。
- 身体状況:腎機能低下,肝機能低下,低栄養
- 薬物の処方状況:薬物の種類(市販薬含む),高齢者にリスクの高い薬物の有無,薬

表2-7（つづき）

外用薬	軟膏	・皮膚に使用 ・必要な部位（局所的）に効果を現す（皮膚や粘膜に直接塗る） ・塗布前に手を洗う ・感染予防の観点から手袋を使用
	貼付剤	・経皮吸収により全身に作用：湿布・硝酸イソソルビドテープなど ・はがれない部位を選択 ・皮膚トラブルに注意する（痒み，はがすときの表皮剝離など） ・皮膚や筋肉に直接作用する湿布薬と皮膚から持続的に血液中に取り込まれる経皮吸収型製剤がある
	吸入薬	・経気道的に投与し，気管支末端（呼吸細気管支）に達した薬物は，主に肺胞から吸収 ・鼻腔や咽頭の粘膜に使用する
	坐薬	・肛門（直腸）や腟に投与 ・肛門用坐薬は，有効成分が直腸内壁の粘膜から吸収され，内服よりも作用が早く現れる ・室温が高いと軟化しやすいため冷暗所に保管 ・排便用の坐薬使用以外は，挿入前に排便を済ませる ・指の第一関節が入るくらいまで入れる。坐薬の滑りが悪いときには水か油で濡らしたり，手の上で転がして温める ・挿入後は紙で押さえる ・挿入した坐薬が排出されたら新しいものを挿入する（ただし，30分以上経過してから出たものは薬の吸収が考えられるため4〜6時間あける） ・経口での服薬が困難な場合にも有効 ・内服薬より効き目が早い
注射薬 皮下・皮内，筋肉内，血管内に薬を直接投与する方法	液剤ほか	・皮内注射：主に病気やアレルギーの診断に用いる ・皮下注射：筋注や静注より吸収は遅い ・筋肉注射：刺激があり皮下に注射できない薬液の投与に用いる ・静脈注射：即効性を期待する場合や，内服では有効な吸収量を期待できない薬物の投与に用いる。無菌操作で準備・投与する

物数（6剤以上で有害作用の発生リスクが上昇），投与方法（経口薬，吸入薬，注射薬，外用薬），剤形（錠剤・水薬・ゼリー，スプレー，軟膏・クリーム，湿布・パッチなど，［表2-7］），投与時間・回数
- セルフケア能力：視力・聴力低下による薬物識別の困難さ，手指巧緻性の低下による薬物服用困難（取りこぼし，適切な量や場所の調整ができない），認知症や記憶機能，視力・聴力の低下に伴う自己管理能力の低下（飲み忘れ・拒薬・飲み過ぎ・飲み間違いなど），嚥下障害

また，アドヒアランスを高めるための工夫を**表2-8**（114ページ）に示す。
- 人的環境：介護職員・看護職員の薬物療法についての知識，嘱託医や薬局との連携

表2-8 アドヒアランスをよくするための工夫

服薬数を少なく	・降圧薬や胃薬など同薬効2〜3剤を力価の強い1剤か合剤にまとめる
服用法の簡便化	・1日3回服用から2回あるいは1回への切り替え ・食前，食直後，食後30分など服薬方法の混在を避ける
剤形の工夫	・口腔内崩壊錠や貼付剤の選択
一包化調剤の指示	・長期保存できない，途中で用量調節できない欠点あり ・緩下剤や睡眠薬など症状によって飲み分ける薬剤は別にする
服薬カレンダーの利用・薬ケースの利用	

〔日本老年医学会：健康長寿診療ハンドブック―実地医家のための老年医学のエッセンス．2011．https://www.jpn-geriat-soc.or.jp/gakujutsu/pdf/public_handbook.pdf（2018年10月1日アクセス）〕

看護職員の役割

　看護職員は，利用者に処方される薬物の処方内容および期待される効果を把握し，利用者の具体的な日常生活状況もふまえたうえで，その適切性についてアセスメントする役割をもつ。処方薬物が本当に必要なのか，処方量は適切か，多剤服用による影響はないか，投与方法は適切か，利用者にも理解できるものか，といった視点でアセスメントする。

　利尿薬の服用により，"排泄が間に合わず失禁する""失禁が気になることで精神的な不安がある""夜間の尿意のために不眠""睡眠薬服用による転倒の可能性"など，服薬に伴う利用者自身の生活上の不自由やQOLの視点も含めて評価する。

　処方されている薬物の効果について，モニタリングおよび副作用の早期発見のための観察を行うとともに，定期的に投与している薬物の継続の必要性についても検討する（常に服用薬物数を減らすという視点をもって検討する）。さらに，どのような薬物を服用しているのか，効果および副作用，生活上またはケア提供の際に注意すべき点［表2-9・表2-10］などについて，介護職員や関連するケア提供者が理解できるように具体的に説明し，継続した観察ができるよう指導する役割をもつ。

表2-9 高齢者によく使用される薬物

	薬効分類	医薬品(商品名)	効能効果・作用機序など	備考(副作用など)
降圧薬	Ca拮抗薬	アムロジン®, ノルバスク®, ニバジール®, アダラート®, セパミット®, ヘルベッサー®, ワソラン®	細胞Caチャネルを阻害することで, 血管平滑筋を弛緩し, 末梢血管抵抗を減じる	第一選択薬として使用。半減期が長い。副作用は, 浮腫・動悸・頭痛・ほてり感・歯肉肥厚など グレープフルーツ, 酸味の強いジュースや炭酸飲料との組み合わせは避ける
	ARB(アンジオテンシンⅡ受容体拮抗薬)	ブロプレス®, ディオバン®, オルメテック®, ニューロタン®	アンジオテンシンⅡタイプ1受容体に結合し, 強力な血圧上昇物質であるアンジオテンシンⅡの働きを阻害することにより降圧作用を発揮	Ca拮抗薬についてよく使用される。副作用は, 血管浮腫, 眩暈, 動悸, 頭痛, 立ちくらみ
	ACE阻害薬(アンジオテンシン変換酵素阻害薬)	レニベース®, タナトリル®, セタプリル®, アデカット®, カプトリル®	強力な昇圧成分であるアンジオテンシンの生成を阻害することにより降圧作用を発揮	副作用は, 血管浮腫, 発疹, 眩暈, 頭痛, ふらつき, 立ちくらみ, 空咳(服薬中止により消失)
	β遮断薬	インデラル®, ミケラン®, メインテート®	カテコールアミンがβ受容体と結合するのを遮断してカテコールアミンの作用を抑制	呼吸器疾患の悪化や喘息発作の誘発に注意 うっ血性心不全, 徐脈, 抑うつ症状に注意
利尿薬	サイアザイド系利尿薬	フルイトラン®, ベハイド®, ノルモナール®, バイカロン®	遠位尿細管においてナトリウム再吸収を抑制	副作用は, 低カリウム血症, 耐糖能低下, 高尿酸血症, 脂質代謝への悪影響。少量使用により副作用回避
	ループ系利尿薬	ダイアート®, ルプラック®, ラシックス®	腎臓のヘンレ上行脚においてNa⁺とCl⁻の再吸収を抑制し, 強力な利尿作用を示す。降圧作用は弱く, 作用時間も短い	腎機能低下例にも使用できる。副作用は, 低カリウム血症, 脱水, 難聴, 胃腸障害
	カリウム保持性利尿薬	アルダクトン®A, セララ®	尿中へのナトリウム排出は促すがカリウム排出は変化させない, あるいは減少させる	高カリウム血症, 低ナトリウム血症, 代謝性アシドーシス
	バソプレシン拮抗薬	サムスカ®	バソプレシンの受容体に拮抗的にはたらき水の再吸収を抑制	高ナトリウム血症, 橋中心髄鞘崩壊症
抗血栓薬	抗凝固薬	ワーファリン	ビタミンK作用に拮抗し, 肝臓におけるビタミンK依存性血液凝固因子の合成を抑制	出血傾向(打撲注意)。併用薬, 食事に注意(納豆・クロレラ・青汁は摂取しない, 緑黄色野菜は過剰摂取しない)
	直接経口抗凝固薬(DOAC)	プラザキサ®	選択的かつ直接的にトロンビンを阻害する	出血, 腎機能低下に注意
		イグザレルト®, エリキュース®, リクシアナ®	Xa因子活性を直接的に阻害する経口抗血液凝固薬	

表2-9（つづき）

抗血栓薬	抗血小板薬	バイアスピリン®, パナルジン®, プラビックス®	血小板凝集抑制	出血傾向(打撲注意)
睡眠薬	ベンゾジアゼピン系 (*非ベンゾジアゼピン系)	ハルシオン®, マイスリー®*, アモバン®*	超短時間型：2〜4時間	副作用は、ふらつき、頭痛、口渇、筋弛緩、健忘、眠気、注意力低下 転倒との関連性が高い 離脱症状に注意 アルコール飲料は作用が強まり、副作用を起こしやすい
		レンドルミン®, リスミー®	短時間型：6〜10時間	
		ユーロジン®, サイレース®, ベンザリン®	中間型：12〜24時間	
		ドラール®	長時間型：24時間〜	
	その他	ロゼレム®	超短期作用型	SSRI（デプロメール®, ルボックス®）との併用禁忌
		ベルソムラ®, デエビゴ®	短期作用型	クラリス®, クラリシッド®との併用禁忌
抗不安薬	ベンゾジアゼピン系	デパス®, リーゼ®	短期作用型(6時間以内)	副作用は、ふらつき、頭痛、口渇、筋弛緩、健忘 転倒との関連性が高い 離脱症状に注意
		コンスタン®	中期作用型(12〜24時間)	
	非ベンゾジアゼピン系	アタラックス®, アタラックス®P		
抗精神病薬	ベンザミド系	グラマリール®	抗ドパミンD_1作用、ジスキネジア改善の可能性。脳梗塞後遺症に伴う攻撃的行為・精神興奮・徘徊・せん妄の改善	副作用は、悪性症候群、昏睡、痙攣、ふらつき、眠気、幻覚、口渇 死亡率上昇の報告あり 錐体外路症状に注意
	非定型抗精神病薬	ジプレキサ®, セロクエル®, エビリファイ®, リスパダール®	D_2受容体や5-HT_2受容体の拮抗作用により統合失調症の陽性症状や陰性症状の改善作用をあらわす	ジプレキサ®, セロクエル®は、血糖値上昇のリスクがあるため、糖尿病患者への投与は禁忌
抗うつ薬	SSRI（選択的セロトニン再取り込み阻害薬）	ジェイゾロフト®, パキシル®, レクサプロ®	選択的にセロトニンのシナプス前への再取り込みを抑制	転倒、消化管出血のリスクあり
	SNRI（セロトニン・ノルアドレナリン再取り込み阻害薬）	トレドミン®, サインバルタ®, イフェクサー®SR	セロトニンとノルアドレナリンの両方の再取り込みを阻害	抗利尿ホルモン不適合分泌症候群(SIADH), 性機能障害, 眠気, ふらつき
	NaSSA（ノルアドレナリン作動性・特異的セロトニン作動性薬）	リフレックス®	ノルアドレナリン・セロトニンの遊離を増大させる	抗利尿ホルモン不適合分泌症候群(SIADH), 性機能障害, 眠気, ふらつき

表2-9 （つづき）

抗うつ薬	その他	レスリン®, デジレル®	ノルアドレナリンに比べ、セロトニンに選択的に作用	眠気, ふらつき
解熱鎮痛薬	非ステロイド性抗炎症薬（NSAIDs）	ロキソニン®, バファリン®, ポンタール®, ボルタレン®, インテバン®, インダシン®, セレコックス®	シクロオキシゲナーゼ（COX）阻害により、抗炎症と鎮痛解熱作用を呈する	副作用は, 悪心, 胃腸障害, 眠気, 発疹, 腎障害による浮腫
	非ピリン系解熱鎮痛薬	カロナール®	視床下部の体温調節中枢に作用し, 解熱作用を示す	鎮痛作用はNSAIDsよりやや劣るが, 副作用は軽度で有効性は高い 1日4000 mgまで
経口糖尿病薬	スルホニル尿素薬	オイグルコン®, ダオニール®, アマリール®	膵臓からのインスリンの放出を促進	副作用は, 低血糖・体重増加 低血糖時は, ブドウ糖または砂糖水でよい
	α-グルコシダーゼ阻害薬	グルコバイ®, ベイスン®	小腸内の糖の分解酵素の働きを抑え, 2糖類の消化・吸収を遅らせる	副作用は, 低血糖・放屁増加 作用機序から食直前に服用
	GLP-1受容体作動薬	ビクトーザ®, バイエッタ®, リキスミア®, トルリシティ®	インクレチンの1種のグルカゴン様ペプチドの受容体作動薬	注射薬 悪心など消化器症状に注意
	ビグアナイド	グリコラン®, メトグルコ®	肝臓での糖新生を抑制, 末梢での糖利用を促進, 腸管からのグルコース吸収抑制	低血糖, 乳酸アシドーシス（腹痛・嘔吐・過呼吸・意識障害）に注意
	DPP-4阻害薬	グラクティブ®, エクア®, ジャヌビア®	GLP-1の分解酵素であるDPP-4を阻害。GLP-1を増加させることでインスリン分泌を促進	単独では低血糖は起こらないが, SU剤, インスリンと併用時に低血糖の可能性あり
	SGLT2阻害薬	スーグラ®, フォシーガ®	SGLT2を選択的に阻害し, 尿中へのグルコース排泄を促進することにより血糖を低下	副作用は脱水や過度の体重減少, ケトアシドーシスなど。尿路感染症, 性器感染症に注意
下剤	塩類下剤	酸化マグネシウム	腸で吸収されにくい水溶性塩類によって, 腸内水分が吸収されず腸内の内容物が多くなることで排便を促進	副作用は, 高マグネシウム血症・下痢 作用時間は, 6～8時間。腎機能をチェック。腸刺激性下剤使用の前に使用。服用時は水分を多く摂取
	大腸刺激性下剤	プルゼニド®, アローゼン®, ラキソベロン®	腸粘膜や腸内神経叢を刺激して腸の蠕動運動を亢進させ, 排便促進	作用時間は, 6～12時間 排便周期に応じて使用。習慣性がある
	坐薬	新レシカルボン®	腸内において炭酸ガスを発生させて, 腸を刺激して排便促進（直腸の内圧を高めて）	直腸性便秘に使用
		テレミンソフト®	直接腸管を刺激して排便促進	

表2-9（つづき）

分類		種類	薬剤名	作用	副作用・注意点
下剤	浣腸		グリセリン	直腸への注入により，直腸内の水を吸収して腸を刺激し排便促進。浸透作用により便を軟化させ排便促進	副作用は，血圧変動。立位での浣腸は腸穿孔を起こす可能性があるため禁忌。チューブを7 cm以上挿入すると直腸壁の損傷・穿孔の可能性がある
	その他		アミティーザ®，モビコール®	CIC-2クロライドチャネルを活性化し，腸管内への水分分泌を促進	症状の改善や副作用が認められた場合は，症状に応じて減量，休薬または中止。漫然と継続投与しない。下痢，悪心に注意
過活動膀胱治療薬		ムスカリン受容体拮抗薬	ベシケア®，バップフォー®	膀胱平滑筋のムスカリン受容体に結合し，膀胱平滑筋の収縮作用により作用発現	口腔乾燥，便秘，排尿症状の悪化，尿閉
前立腺肥大治療薬		α_1遮断薬	ハルナール®，フリバス®，ユリーフ®	α_1受容体遮断作用により，前立腺部および尿道に分布する交感神経の緊張を緩和	起立性低血圧，射精障害
		5α還元酵素阻害薬	アボルブ®	テストステロンをジヒドロテストステロンへ変換する5α還元酵素を阻害	勃起不全，リビドー減退，乳房障害
骨粗鬆症治療薬		活性型ビタミンD_3製剤	アルファロール®，エディロール®	活性ビタミンDアナログで，微量で速やかなCa・骨代謝改善効果を示す	サプリメントを含むCa製剤との併用で高カルシウム血症による認知機能低下やせん妄などを引き起こす可能性あり
		ビスホスホネート	フォサマック®，アクトネル®	破骨細胞の機能を抑えて骨吸収を阻害	上部消化管障害
パーキンソン病治療薬		抗コリン薬	アーテン®，アキネトン®	アトロピン類似の抗コリン作用を呈し，パーキンソン症候群の筋硬直，振戦，および抑うつ状態を寛解	認知機能低下，せん妄，過鎮静，口腔乾燥，便秘，排尿症状悪化，尿閉
		レボドパ含有製剤	ネオドパストンL®，ドパコール®	脳に移行し，ドパミンへ転化	不随意運動
		MAO-B阻害剤	エフピー®	ドパミンを分解する酵素（モノアミン酸化酵素）を阻害して，中枢神経系に存在するドパミン量を増加させる	三環系抗うつ薬と併用しない
		ドパミン受容体刺激薬	レキップ®，ミラペックス®，ニュープロ	ドパミンD_2受容体系作動薬	突発性睡眠に注意
消化性潰瘍治療薬		プロトンポンプ阻害薬	ネキシウム®，タケプロン®	プロトンポンプのはたらきを阻害することで，胃酸分泌を抑制	便秘，下痢，悪心
抗菌薬		ニューキノロン系	クラビット®，シプロキサン®	感染症の原因となっている細菌の増殖を阻止する	皮疹，発熱 下痢，抗菌薬関連腸炎に注意
		マクロライド系	クラリス®		

表2-9（つづき）

抗菌薬	セファロスポリン系	フロモックス®, ロセフィン®, ケフラール®	感染症の原因となっている細菌の増殖を阻止する	皮疹, 発熱 下痢, 抗菌薬関連腸炎に注意
	ペニシリン系合剤	ゾシン®, ユナシン®, オーグメンチン		

＊抗認知症薬については, 229ページの表6「抗認知症薬の特徴」を参照
(特定非営利活動法人特養ホームを良くする市民の会：特養ホームにおける利用者の薬の服用状況調査概要. 2007. ／藤澤節子：介護者が知っておきたい薬のはたらきとつかいかた. 中央法規, 11-31, 2010. ／榊原幹夫ほか：症状別 在宅・施設で高齢者によく使われるくすり. コミュニティケア13(14)：61-112, 2011. 高久史麿ほか監修：治療薬マニュアル2018. 医学書院, 2018. ／日本老年医学会：高齢者の安全な薬物療法ガイドライン2015. ／厚生労働省：高齢者の医薬品適正使用の指針（総論編）を参考に作成)

表2-10 高齢者に多い状況や症状とその要因となる薬物

状況や症状		関連する薬物
状況	転倒, ふらつき	降圧薬(特に中枢性降圧薬, α遮断薬, β遮断薬), 睡眠薬, 抗不安薬, 抗うつ薬(三環系), 抗てんかん薬, 抗精神病薬(フェノチアジン系), 抗パーキンソン病薬(トリヘキシフェニジル), 抗ヒスタミン薬
精神症状	傾眠, 不眠	睡眠薬, 抗不安薬, 抗ヒスタミン薬
	抑うつ	降圧薬(中枢性降圧薬, β遮断薬), H_2ブロッカー, 抗不安薬, 抗精神病薬, 抗甲状腺薬, 副腎皮質ステロイド
	健忘・注意力低下	睡眠薬, 抗不安薬, 経口血糖降下薬(低血糖による)
	パーキンソニズム	抗精神病薬, 交感神経抑制性降圧薬, 抗めまい薬
消化器症状	口渇	抗うつ薬, 抗コリン薬
	悪心・嘔吐	ジギタリス, 非ステロイド性抗炎症薬
	便秘	麻薬性鎮咳薬, 麻薬性鎮痛薬, 利尿薬, 抗コリン薬, 抗うつ薬, 抗不整脈薬, カルシウム拮抗薬
循環器症状	起立性低血圧	すべての降圧薬, 利尿薬, 狭心薬, 睡眠薬, 精神安定薬, 抗うつ薬, 抗精神病薬, 抗ヒスタミン薬, 抗パーキンソン病薬
	徐脈, 頻脈	β遮断薬, 利尿薬, ジギタリス
その他の症状	内出血, 表皮剝離	抗血小板薬, 抗凝固薬
	多尿, 頻尿	利尿薬, α遮断薬, リチウム
	排尿困難	抗うつ薬, 抗精神病薬
	倦怠感	さまざまな薬物により起こりうる(精神症状によるもの, 低血糖によるもの, 消化器症状による低栄養, 脱水など)
	下腿浮腫	NASIDs, カルシウム拮抗薬

(秋下雅弘：ベッドサイドの高齢者の診かた. 老健, 37, 2011. ／堀内ふきほか：ナーシンググラフィカ26 老年看護学① 高齢者の健康と障害. メディカ出版, 212, 2005. を参考に作成)

Column | 介護施設でのポリファーマシー

ポリファーマシーとは

　ポリファーマシー（polypharmacy）は，読んで字のごとく多くの薬（poly+pharmacy），という意味であるが，その定義は多様であり，薬剤の数が多く，加えて投与期間が長期に及ぶことなどをいう。単に服用する薬剤数が多いのみならず，それに関連して薬剤有害事象のリスク増加，服用過誤，服薬アドヒアランス低下などの問題につながる状態をいう[1,2]。高齢者では，若年者に比べて薬物有害事象の危険性が高くなるため，多剤併用を避け，かつ，高齢者に有害事象を起こしやすい薬剤を避ける必要がある[3,4]。薬物有害事象とは「薬物との因果関係がはっきりしないものを含め，薬物を投与された患者に生じたあらゆる好ましくない，あるいは意図しない微候，症状，または病気のこと」である[5]。

多剤併用を避けるために

　まず，ポリファーマシーの功罪を知っていることが原則である。

　予防薬などを長期に投与されている場合はその効果が得られているか，対症的な投与では期待する効果が得られているか，ふらつき，不穏，抑うつなどの気分の変化，食欲低下，嚥下への影響など，有害事象の観察を行い，処方医へ報告する。介護施設においては，介護職員が生活援助のなかで少しの変化に気づく機会が多いため，利用者の状態（腎・肝機能障害の有無，低栄養，フレイルの有無）と，投与されている薬物に生じやすい副作用などをふまえた観察ポイントを共有しておく。

　服薬の管理は可能な限り一元化し，特に利用者の認知機能，ADL，環境や介護力などを含めたセルフケア能力をふまえて処方してもらう。

　まずは，高齢者の訴えをよく聴き，症状や不安の緩和のための関わり，非薬物的対応が重要である[6]。そのうえで，BPSDやせん妄を見分け，環境を調整し，関わり方を統一して，それをケアプランとする。同時に，利用者に生じやすい症状や非薬物療法について，職員への教育が必要である。

　組織的な取り組みとしては，医師，薬剤師など，多職種でポリファーマシーを改善していくことを理念とする。そのうえで，利用者に投与されている薬の内容を精査する仕組みやルールがあることが望ましい。例えば，高齢者の禁忌薬などを知らせる仕組み（薬剤師との申し合わせなど）をつくる，薬剤師による疑義照会などの仕組みに乗せることなどが考えられる。地域での対策も始まっている。

チェック項目

---

1 利用者に行われている薬物療法について把握しているか
- ☐ 薬物の効果および用量・用法を把握している
- ☐ 薬物の効果および用量・用法を利用者・家族に説明している
- ☐ 薬物を毎回確実に投与している
    - →確実に服薬されている，便貯留の有無を確認し坐薬を挿入している，はがれない部位を選択し貼付剤を貼用している
- ☐ 薬物の効果や副作用（アレルギー反応も含む）の有無を観察している
- ☐ 薬物療法の評価について，医師や介護職員・リハビリテーションスタッフなどケアチームメンバーで共有している
- ☐ 期待される薬物の効果だけではなく，服薬による高齢者の生活への影響や不自由さなどにも注目している

2 可能なかぎり非薬物療法を用いているか
- ☐ 薬物を使用しない方法を医師と検討している
- ☐ 薬物を使用しない場合のケアについて，医師および介護職員・リハビリテーションスタッフなどのケアチームメンバーと検討している
- ☐ 薬物を使用しない場合の対応について，利用者・家族に理由や代替策などについて説明し，理解を得ている

3 投与方法は確実で簡便な方法をとっているか
- ☐ 自力で確実に服薬ができるか確認している
- ☐ 自力で確実に服用できる方法を検討している
    - →一包化や薬包から薬を出しておく介助で確実に服薬が完了したか確認している
- ☐ 薬物の形態が服薬しやすい形態か，または服薬しやすい方法を検討している
    - →散剤化・シロップ化やオブラート（シート・ゼリー）を使用

4 薬物の量を最小限にする対応をしているか
- ☐ 処方された薬物の使用量の範囲を把握している

- ☐ 薬効の持続時間とピーク時間を把握している
- ☐ 少量で開始し，ゆっくりと増量して効果を得ている
- ☐ 服薬時間と薬効の観察をしている
- ☐ 使用開始からの薬物効果を観察して把握している
- ☐ 薬物使用効果を医師に報告し，必要な効果が得られているかを確認している
- ☐ 十分な効果を得るまで増量の指示を受けている。また，服薬中の観察により薬効や副作用出現時の処方変更（予測指示を含む）を受けている
- ☐ 副作用などの出現のない薬物についても，定期的に服用の必要性について検討している

5 薬物療法の目的を理解してその効果をモニタリングしているか

- ☐ 薬物の処方時に期待する効果を医師に確認し，看護計画に明記している
- ☐ 薬物療法のゴールを介護職員や他のケアチームメンバーと共有している
- ☐ 長期服薬に注意し薬効の持続や効果の確認のために定期的に医師の診察を受けられるようにしている
- ☐ 服薬中の利用者の体調の変化を把握している
- ☐ 利用者の体重の増減をチェックをしている
- ☐ 新たな症状や体調・生活状況などの変化について介護職員と共有し確認している

6 新たな症状や体調・生活状況などの変化が現れたときは，まず副作用を疑い適切な行動をしているか

- ☐ 使用する薬物の効果と副作用を理解している
- ☐ 副作用の可能性を分析し医師に報告・相談している
- ☐ 薬物の蓄積，代謝障害や排泄障害の可能性を考慮して観察している
- ☐ 副作用出現とその後の対応について，利用者・家族にわかりやすく説明している
- ☐ 副作用出現とその後の対応について，介護職員や他のケアチームメンバーに説明している

7 介護職員と連携し情報を共有できているか

- ☐ それぞれの利用者の薬物療法について介護職員にわかりやすく伝えている
  →薬物療法の期待される効果，投与方法や投与時の注意点
- ☐ 薬物の副作用について観察項目および生活上の注意点について介護職員に丁寧にわかりやすく説明している
  →睡眠導入薬の効果出現時間，めまいやふらつきによる転倒・転落の可能性のある薬物を服用していること，打撲や外傷による内出血の可能性のある薬物を服用していること

- [ ] など
- [ ] 頓用で使用する薬物投与について，そのつど介護職員にも説明し，期待される薬物使用効果と観察の必要性について説明し，副作用などの症状を観察した際にはフィードバックしてもらうようにしている

8 ケアの仕組みづくり：安全な投与のためのルールや手順が明記されているか

- [ ] 安全な投与のためのルールや手順がある
    - →与薬直前に氏名・服用日時を確認する，本人と照合するなど
- [ ] 安全な投与のためのルールや手順が順守されている
    - →ルールや手順が実施されていることをチェックする仕組みがある，実施されていない状況が観察されたときに当事者に注意できる・注意される仕組みがある
- [ ] 介護職員へ投与の依頼をする際の施設内規がある

9 ポリファーマシーを避ける

- [ ] 職員はポリファーマシーが高齢者にとって問題があることを知っているか。
- [ ] サービス利用開始時に，薬剤について，多職種で確認しているか。
- [ ] 薬の管理は一元化されているか。セルフケアしやすい処方になっているか。
- [ ] 高齢者の訴えをよく聴き，利用者ごとのケアプランに，非薬物療法の具体策が立てられているか。
- [ ] ポリファーマシーを避けるための仕組みやルールが施設内にあるか。
- [ ] 薬物の有害事象や非薬物的療法に関する教育は十分に行われているか。

緊急時の対応（事故も含む）

高齢者は疾病や加齢に起因する急激な状態変化を起こしやすい。また、認知機能に障害のある高齢者は事故回避能力が低下しているため、生活の場である施設では、高齢者の生命を脅かしかねない事故に発展する危険性も潜んでいる。

チェックポイント
1. 急変リスクの予測と観察ができているか
2. 生活上のケアでの事故予防のための注意点を介護職員などと共有しているか
3. 緊急時とはどのような状態を指すのか、介護職員などケアチームメンバーにわかるように伝えているか
4. 緊急時の対応ができるか
5. 施設での生活状況およびケアについて、受け入れ先の担当者（例：医師、看護師）に伝えているか
6. 適切に記録が書かれているか
7. ケアの仕組みづくりはなされているか

生活からみた高齢者の特性

　介護施設で生活する高齢者にとって、急変・事故のリスクの高い時間帯として挙げられるのが食事と入浴の時間である。誤嚥・誤飲、窒息は高齢者の命に関わる緊急事態である。入浴は、血圧の変動や脳循環不全を引き起こす要因となる。さらに、入浴時の事故として注意したいのは転倒・転落などによる外傷や溺水である。

高齢者の状態変化（急変）の特徴

　要介護高齢者は状態変化（急変）のリスクが高く、生命の危機に直結しやすい。以下

にその特徴を挙げる。
①症状や訴えがはっきりしないため、状態変化が見逃されやすい。
例：睡眠と意識レベルの低下が区別しにくい、認知症や失語のために言葉での表現が難しい。
②成人に比べて症状の現れ方が多様であるため、何が起きているかを特定しにくい。
③一見、体調変化と関係ないような生活上の変化、「いつもとの違い」が急変の前兆であることが多い。
例：認知症高齢者の行動・心理症状（BPSD）の悪化、元気のなさ、ADLの低下や行動パターンの変化（ふだんできることができなくなる）。
④状態が急速に悪化して、生命の危険にさらされる場合が多い。
⑤複数の疾患を併せもつことが多く、複雑な病態になりやすい。
⑥日常的な健康問題が時に重篤な状態を引き起こす。
例：糞便性イレウス。
⑦薬物が状態変化の原因となったり、潜在的に進行する重大な病態の症状を隠している場合がある。
⑧事故による急変も多い。
例：誤嚥による窒息、洗剤などの誤飲による中毒。

生命リスクの高い事故

誤嚥・誤飲

　全身の虚弱が進行した時期（臥床状態の利用者）になると、嚥下障害や食物の誤認による誤嚥や誤飲のリスクが高まる。しかし、認知症がない、あるいは軽度の場合であっても、歯の欠損や加齢による喉頭の形態変化によって、誤嚥リスクは常にある。認知症以外にも誤嚥の危険性が高い病気として、パーキンソン病や脳血管障害がある。また、食事動作が自立している人でも、食べるときの姿勢は大事である。また、急いだり詰め込むように食べるケースも多く、注意が必要である。

入浴事故

　浴槽につかると、温熱作用や静水圧作用によって、血圧が変動することがある。加えて、脱衣所と浴室・浴槽との温度差も血圧を大きく変動させる。高齢者は、このような循環

動態の変化に対する自律神経系の反応が低下しているため、入浴によって失神やめまい、脳血管障害、心筋梗塞のリスクが高くなり、溺水のような入浴事故につながりやすいことに留意する。

転倒・転落

　転倒・転落は高齢者の骨折の主たる原因となるだけでなく、臓器の損傷ももたらす。頭部打撲がある場合は急性硬膜外血腫や慢性硬膜下血腫を、頸部や背部を打撲した場合は脊髄損傷を起こすこともある。さらに、不整脈が失神や転倒の原因となったり、状態変化の一因になることもある。転倒・転落を発見した場合は、頭の先からつま先までの身体の前面と背面を、外傷や痛みの有無、バイタルサイン、意識レベル、運動・知覚を含めた念入りな観察を行う。

徘徊

　徘徊は、主に認知症の行動・心理症状（BPSD）としてみられ、転倒や迷子、時には交通事故などにつながることがある。認知症をもつ利用者の徘徊には、一見目的がないようにみえても、何かしらの目的があることが多く、原因を探り必要な支援を行うことが求められる。また、迷子に備え、着衣や持ち物に名前や住所、連絡先をわかるようにしておいたり、地域の徘徊SOSネットワークなども活用する。

　BPSDのケアでは、利用者の尊厳を傷つけず、「自分はここにいてよいのだ」と感じられるようにすることが大事である。例として、Aさん（幻覚・幻視のある利用者）と看護職員のやりとりを示す。

　Aさん：壁に小さい子どもがたくさんいるのよ！　一緒に遊びたいけど、あなたも来る？
　看護職員：そう！　一緒に遊びに行こうか（手をつないで居室の外へ出ると、Aさんはそのことはすでに忘れていた）

このような場合、「誰もいない」「子どもじゃないよ」「これは壁だよ」と否定するのではなく、利用者のありのままの状況を受け入れ、寄り添って不安を除き、一緒に行動していくことで安心が得られるようにする。

緊急時の医療機関との連携

　利用者が容態の急変や事故により医療機関での治療が必要となった際には、治療を施しながら、高齢者の生活機能が落ちないようにケアを提供できることが望ましい。なぜ

なら，施設から病院へ療養場所が変わっても，できるだけ生活の継続性を図り，早期に個別的なケアを提供することで，せん妄や認知機能・残存能力の低下などを予防し，入院期間の長期化の回避，元の施設への早期復帰へつながるからである。

そのため，転院に至る原因となった病態やその経過だけでなく，施設での生活状況や提供されていたケア，高齢者の生活史や価値観（大事にしていること）についても，医療機関へ情報提供し，日頃から施設を開放し，情報共有をしていくことが大事である。

看護職員の役割

看護職員は，利用者それぞれの疾患や既往歴などから，急変のリスクを予測するとともに，介護職員などのケアチームメンバーと情報を共有し，観察と急変に対する予防的関わりをしていく必要がある。また，生活上の事故について，時間帯・場所・人員体制なども含めて起こりうる危険性を予測し，計画的に事故防止に努めることも大切である。

看護職員にとって何が必要な情報であるか，何を観察してほしいのかをチームメンバーに伝えるとともに，必要な情報を確認したうえで，該当する情報を提供し，チームのなかでの双方向のコミュニケーションをとり，情報を共有することも必要である。

急変や事故が発生した場合は，看護職員はすみやかな対応ができるよう緊急時マニュアルや連絡チャートの作成，定期的な救急蘇生法の訓練を，ケアチームメンバーとともに実施しておくことが求められる。

アセスメントとケア

アセスメント

頭の先からつま先まで，左右差・前後差をチェックし，「何が」「どこが」「いつから」「どのように」変化したかをアセスメントする。生活状況の変化（例：配偶者の死，転室）がきっかけとなる場合も多いため，必ず情報収集する［表2-11］。

表2-11 状態変化時のアセスメント項目

意識状態	意識レベル低下，活気がない，落ち着かない，不眠，せん妄
呼吸状態	呼吸困難，咳・痰のからみ，喘鳴
循環状態	血圧の上昇または低下，脈の緊張低下，頻脈，徐脈，不整脈
消化器症状	食欲低下，拒食，嚥下障害，悪心・嘔吐，吐血，下血，便秘，下痢
腎・泌尿器症状	尿失禁，尿閉，尿量低下，尿性状の変化（色・混入物）
皮膚の状態	冷汗，顔面蒼白，浮腫，褥瘡，蜂窩織炎
運動症状	麻痺，脱力，活動性の低下，転倒・転落
痛み	胸痛，腹痛（左右上腹部，下腹部），腰背部痛，首から肩の痛み，痛みの種類（ズキズキする，しぶる）
その他	脱水，体温異常（発熱，低体温）

具体的ケア

一次救命処置（例）

① 周囲の安全確認と感染防御をする。
② 意識反応と呼吸の有無を確認する。
③ 施設内の手順にもとづき，必要な連絡を行うよう要請する。
④ 脈拍を確認する（バイタルサイン測定）。
⑤ 1分間に100回以上のテンポで胸骨圧迫を行う（胸骨が5cm以上沈む程度の強さ）。
⑥ 30回の胸骨圧迫後，2回の人工呼吸を行う。胸骨圧迫の中断は10秒未満にする。このサイクル（心肺蘇生）を繰り返し実施する。
⑦ 準備ができ次第AEDを使用する。

窒息時の対応

① 強く咳をするよう促す。
② 口腔内に異物が見えたら除去する。

背部叩打法

高齢者の前胸部（体を前かがみにして）を支え，両肩甲骨の間を手掌基部（手の付け根）で4～5回連続して叩く [図2-6]。

腹部突き上げ（ハイムリッヒ）法

座位もしくは立位で，高齢者の背後に回り，脇の下から手を回して，片手で握りこぶ

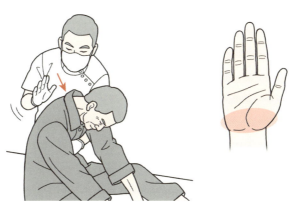

図2-6 背部叩打法

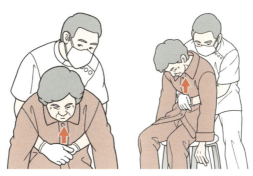

図2-7 腹部突き上げ(ハイムリッヒ)法

しをつくり，親指側をみぞおち(剣状突起)に当てる。その手をもう片方の手で握り，臍の間に当てて手前上方へ圧迫するように突き上げる[図2-7]。

入浴事故の予防

①脱衣場，浴室は温かく保つ。
②高温浴，全身浴，長湯をしない。
③入浴中はときどき声をかけて異常の有無を確認する。

転倒・転落

　全身状態を的確に把握し，救命などの初期対応が必要な場合は迅速に対処する。転倒・転落による受傷の程度に応じた処置を施す。

チェック項目

1　急変リスクの予測と観察ができているか
- ☐　利用者の疾患や既往歴，薬物療法などから急変リスクを予測している
- ☐　予測した急変のリスクを介護職員などのケアチームメンバーにわかりやすく説明している
- ☐　「いつもの」利用者の状態や反応を介護職員と共有している
- ☐　生活上のケアを提供するなかで，変調を把握できるよう観察している
- ☐　急変や状態悪化を防ぐよう状態を判断・予測して，予防的な関わりをしている
- ☐　急変のリスクのあることを家族にも伝え，対応の意向について確認している。さらに介護施設のなかでできる医療的対応についてわかりやすく説明している

2　生活上のケアでの事故予防のための注意点を介護職員などと共有しているか
- ☐　利用者の疾患や既往歴および薬物療法・生活状況より起こりうる事故（介護上の事故も含む）を予測している
- ☐　予測される事故について，予防策をケアプランに組み込んでいる
- ☐　事故防止策は，利用者の尊厳を守る・生活の質を低下させない観点で考えられている
- ☐　事故防止策を介護職員などケアチームメンバーにわかりやすく説明している
- ☐　予測される事故とその防止策について家族にわかりやすく説明している。最善を尽くしても，事故はゼロにできないことも含めて説明する
- ☐　ヒヤリハットが発生しても，重大事故に至らないよう，ケアプランの見直しや対策が検討されている
- ☐　事故発生後は，利用者のケアプランの見直しがされている（再発防止策が講じられている）

3　緊急時とはどのような状態を指すのか，介護職員などケアチームメンバーにわかるように伝えているか
- ☐　意識レベルの低下
- ☐　呼吸・循環状態の変調や悪化

- [ ] 誤嚥・窒息,溺水,転倒による頭部打撲など,生命のリスクや後遺症が残る可能性のある事故発生時

4 **緊急時の対応ができるか**
- [ ] 緊急時(事故を含む),全身状態を観察している
- [ ] 施設内でできる必要な処置を行っている
- [ ] 医師への連絡の必要性を判断し,対応している
- [ ] 受診の必要性を判断し,日頃から適切な受診医療施設を決定している
- [ ] 医療機関への搬送時に看護職員の付き添いが必要かどうか判断している(付き添わない場合,介護職員へ適切に申し送りしている)
- [ ] 家族に連絡し,起こった状況などをわかりやすく説明している。また,その後の経過や対応についても説明し承諾を得ている
- [ ] 緊急時(事故を含む)の観察・判断やその後の対応(家族への説明・対応含む)について,看護職員同士で共有している
- [ ] 緊急時(事故を含む)の観察・判断やその後の対応について,ケアチームメンバーに説明し共有している

5 **施設での生活状況およびケアについて,受け入れ先の担当者(例:医師,看護師)に伝えているか**
- [ ] 身体機能(麻痺の部位や程度,視覚・聴覚など加齢性変化や疾患,筋力低下や拘縮の程度,歩行や移動能力など)や精神機能(認知機能)
- [ ] 施設での生活状況(食事,排泄,移動,入浴などの清潔保持方法など)
- [ ] 介護面や療養環境上の注意点
- [ ] 施設での過ごし方,生活リズム
- [ ] 趣味や楽しみなど利用者が好む活動,大切にしていること・もの
- [ ] 施設内での役割
- [ ] 家族の状況(キーパーソン,家族関係,後見人の有無など)

6 **適切に記録が書かれているか**
- [ ] 緊急時の状況およびその後の対応について,経時的に記録されている
- [ ] 医療機関受診時の検査や治療などの対応と医師の説明について,記録されている
- [ ] 家族に説明した内容や反応を記録している

7 **ケアの仕組みづくりはなされているか**
- [ ] 緊急時の対応マニュアルがあり,いつでも活用できる

→利用者の急変時，事故発生時など
□　定期的に救急蘇生法の研修を行っている
　　　→消防署や日本赤十字社の救急蘇生法研修会の活用など
□　緊急時の対応に必要な人材を活用している
　　　→外部の人材として救急救命士など
□　取り組もうとしているケアは，実現可能である
　　　→コスト管理，スタッフの労力，スタッフの同意がとれている，など

看取りの援助

介護施設で看取りの対応をするところも増えてきている。加齢性変化および慢性疾患の経過に伴う看取り期の病態をアセスメントし，利用者の意思を尊重した苦痛のない安らかな最期を迎えられるように援助する。

チェックポイント

1. 看取りについての利用者・家族の意思を尊重しているか
2. 症状コントロールなど苦痛緩和および新たな苦痛が発生しないよう予防的に対応しているか
3. 臨終時の調整をしているか
4. 家族の支援をしているか
5. 介護職員と連携し情報を共有できているか
6. ケアの仕組みづくりはなされているか

高齢者の看取り期の特徴

　高齢者の看取り期は，小児や成人とは違う「老いの延長上にある死」，つまり自然な過程である。しかし，その経過はさまざまで，重篤な状態にあっても劇的に回復するケースもまれではなく，がん終末期のように余命を予測することが難しい[*1]。

　しかし，老化や疾病により生活機能が低下した高齢者はその年齢からいっても死にもっとも近い世代であるといえるだろう。そのため，1日1日の生活の延長線上に死があるととらえ，ケアを行う。

[*1]：一般に終末期は余命6か月と見込まれた時期を指すが，日本老年医学会では，高齢者の余命予測は困難として終末期の期間を定めていない。日本老年医学会：「高齢者の終末期の医療およびケア」に関する日本老年医学会の「立場表明」，2012〔http://www.jpn-geriat-soc.or.jp/tachiba/jgs-tachiba2012.pdf（2018年10月1日アクセス）〕.

看取り期にある高齢者の状態像

老衰による死の過程では,表2-12の①～⑩が起こり[1],特に⑧～⑩は臨死期にみられる状態である。

この時期の高齢者は,意思を伝えることが困難になり,生命維持や日常生活の営みも他者に頼らなければならなくなることが多くなるため,人としての尊厳の保持が難しくなる。そこに,老化や疾病によるさまざまな身体的苦痛が加わるため,生きていることそのものが苦痛になりやすい点に留意する。

看取りケアを行うための基本姿勢

施設の看取りケアの方針をスタッフ間で共通理解し,そのうえで利用者と家族が理解できるよう十分に説明することが必要である。特に,死の過程で起こる状態変化に対して,利用者と家族だけでなく介護職員も不安になりやすいため,食事や呼吸状態など日常の変化をわかりやすく説明する。

施設における看取りは,生活の延長線上のケアである。本人・家族の意思を確認し,看取りケアを望むならば,過剰な医療や延命処置による苦痛を回避し,自然で安らかな死となるようケアを提供する。また,この時期に本人と家族の気持ちが揺れ動くのは自然なことであり,一度決めた方針であってもいつでも変更できることを伝えていく。

臨死期には,家族と介護職員に表2-12の状態像(⑧～⑩)と死の三徴候(呼吸停止,

表2-12 看取り期にある高齢者の状態像

① 常に臥床状態(寝たきり)となり,自力で身体の向きを変えたり手足を動かすことが難しくなる。
② 失禁・脱水が起こりやすく,体液や電解質のバランスがくずれる。
③ 感染症に罹患しやすく,肺炎や尿路感染を繰り返す。
④ 嚥下障害や食欲低下により,経口からの水分・栄養摂取が難しくなる。
⑤ 臓器の機能が低下し,全身衰弱が進行して体重が減少する。
⑥ 皮膚や血管がもろくなり,皮膚トラブル(褥瘡や表皮剥離,皮下出血)が起こりやすい。
⑦ 傾眠傾向となるが,意思表示や精神反応は臨死期までみられることが多い。
⑧ 恒常性バランスがくずれ,バイタルサインが不安定になる。
例)呼吸は浅く回数も減少する(喘鳴が出る場合もある),脈拍は弱く頻脈になる,血圧は低下し聴診器で測定できない,低体温になる。
⑨ 手足が冷たくなり,足底など末梢のほうからチアノーゼが見られはじめ,尿量も減少する。
⑩ 顔色が白っぽくなり,無表情になる。

(時田純:ケアは一人ひとりの天寿を支えるためにある.人生の終幕を託される介護者は,最高の誠意で応える.GPnet 53(11):18-22, 2007. より一部改変)

心停止,瞳孔散大)をあらかじめ説明しておく。死亡直前には利用者を1人にしないで,家族もしくは介護職員が寄り添って最期の時間が過ごせるように配慮する。

また,家族もしくは介護職員が死別に伴う苦痛や環境変化などを受け入れることができるよう支援する(グリーフケア=悲嘆ケア)。

看取りケアでの留意点

その人が生きてきた道のりを尊重し,残された時間の質を高めるためにいかにサポートするかが高齢者の看取りケアの基本の考えとなる。つまり,身体的・精神的・社会的・スピリチュアルな苦痛といった「全人的苦痛」の緩和が求められており,その留意点を以下に挙げる。

①QOL (quality of life:生活の質)とSOL[*2]の両方を尊重する。
②利用者および家族とのコミュニケーションを大切にし,看取りに向けたケアについての意思を丁寧に確認する。
③基本的な毎日の生活ケアを徹底し,そのうえで苦痛を緩和するために必要な医療(治療,処置)を提供する。または,すでに提供している(開始を検討している)医療行為が苦痛を増強している(しうる)と思われる場合は,提供を控えるか,その方法(量,頻度,方法など)[*3]を医師と検討する。
④利用者だけでなく遺される(遺された)家族・ケア提供者への支援を継続して行う。
⑤多職種によるチームアプローチを実践する。

看護職員の役割および具体的なケア

加齢性変化および慢性疾患の経過に伴う看取り期の病態をアセスメントし,利用者の意思を尊重した苦痛のない安らかな最期を迎えられるよう,ケアチームの意思統一を図り,連携協働体制を整えることが看護職員の役割となる。特に,看取り期であることの判断,病態のアセスメントおよび苦痛の緩和,家族の支援,介護職員の支援を行う。

[*2]:SOL (sanctity of life:生命の尊厳):生命は無条件に尊いという考え方
[*3]:生命機能が低下している高齢者の看取り期には,急性期を想定した医療の適用により,苦痛を増すことがある。末梢静脈点滴や経管栄養での過剰な水分投与は,心不全や痰の増加を引き起こし苦痛を強いることがあるため,適切な量の検討が必要となる。

看取り期であることの判断

　加齢や慢性疾患の経過に伴う病態・心身機能低下などから，治療による回復が見込めず，看取りが近い状態にあることを医師と相談・判断し，利用者本人の意向を尊重したケア方針を確認する。臨終が近くなった際には，看取りを希望する家族の思いに沿って宿泊などの配慮を行い，悔いのないときを過ごせるよう調整する。また，家族に臨終が近づいていることを伝え，近親者の面会の手配や葬儀場への問い合わせなどの手続きを進めるよう説明するとともに，介護職員・生活指導員などケアスタッフにも対応について説明しておく。また，医師にも連絡（必要時には診察を依頼）するなど，「臨終の場」が安らかな最期の場となるよう調整する。

苦痛を伴う症状の緩和

　疼痛，呼吸困難，悪心・嘔吐など，苦痛を伴う症状の緩和のために必要な医療（治療，処置）を医師と相談し，家族の了解を得ながら積極的に提供する。末梢静脈点滴や経管栄養などの水分量については，本人の負担・苦痛にならないよう十分配慮する。

　また，褥瘡・拘縮など新たな苦痛が発生しないよう，予防的視点をケアプランに組み入れる。安楽をもたらす・苦痛を軽減できるケアについても積極的に検討し，提供する。ケアの提供内容や利用者の状態について，「安楽に過ごせているか，苦痛となっていないか，不快となっていないか」という視点で評価し，ケアを改善できるようにする。

毎日の生活ケアを丁寧に提供する

　「生活リズムを整えるための基本的ケア」の1つひとつを丁寧に提供し，好きな物を少量でも口から食べて味わう・楽しむ，不快や苦痛なく排泄する，身体を清潔にする，安楽な姿勢・体位で過ごすことができるようにする。そうすることが，24時間心地よく・安楽に過ごせることを保証するばかりでなく，新たな苦痛の予防にもつながることにもなる。また，「どんなとき・どのような状況でも身ぎれい」にし，身だしなみを整えるケアを行い，好みの物を置くなど環境を整えることで，利用者の尊厳が保持できるようにする。

家族の支援

　利用者に起こっている状態や病態について，家族が理解できるように説明し，別れのときが近いことを受け入れること（心の準備）ができるよう配慮する。説明する際には，利用者への心遣いも忘れずに，家族の理解度や思い，これまでの利用者との関係性などを考慮する。

　また，提供している医療・ケアの目的や期待される効果などを説明するとともに，家族ができることも細やかに説明し，時には一緒にケアを行う。苦痛のない，穏やかな終末期を過ごしたことや，家族として自分も最期のケアに参画できたことが亡くなった後の悲嘆を軽減することにもつながる。

介護職員への支援

　日常的に人の死に立ち会うことが少なくなっているわが国の現状で，人の死を看取る介護職員の不安にも配慮する。また，懸命に介護をしても元気にならないことから、介護の虚しさを感じてしまう介護職員もいる。そのため，利用者の病態や予測される変化とその対応，介護を提供する際の留意点を丁寧に説明するとともに，利用者にとって，最期まで顔なじみの介護職員にお世話してもらうことは幸せなことであることを伝える。何より，「無理せず食べること，飲むこと」「不快のない口腔の状態を保つ」「不快のない排泄をする」「身体をきれいに保つ」「安楽な姿勢で過ごす」「褥瘡など新たな苦痛がない」など，日々の生活ケアを丁寧に提供することが大事であることを日頃から伝え，認識を共有する。

　亡くなった後には，自分たちの行ったケアを振り返ったり，亡くなった方との関わりを話題にすることで，スタッフ自身が癒されることもある。できなかったことやこうすればよかったなどと悔やまれるような状況についても，次の看取りのケアにいかせるよう動機づけする。

Column｜看取り

　Tさんは89歳の男性。介護施設に入居し半年が過ぎた頃から、徐々に食事摂取量が減少し始めて、最近では1日量の半分も食べられない状況です。

　Tさんの今後について奥様に相談すると、「お父さんからは『病院には行きたくない。眠るように逝きたい。絶対に病院には連れていかないでほしい』と言われています。ですから、ここの施設で看取ってほしいのです、お願いします」と哀願されました。

　Tさんの摂取量はその後も徐々に減少し、1回の食事で2～3口食べるのがやっとという状況です。

　そんなTさんでしたが、ある朝珍しく、時間をかけて1/3ほど召し上がったのです。この日は入浴日で、Tさんの具合もよさそうなので「お風呂に入りますか？」と伺うと静かに頷かれました。疲れないよう短時間で入浴を終え、居室に戻ると気持ちよさそうに白湯をゆっくりと飲み、満足した様子でした。昼食は摂らず夕方までベッドで休み、夕食は味噌汁1口とお茶を飲むと「もうたくさん」と話され、ベッドに入りました。

　消灯前に伺うと休んでおり「おやすみなさい」と言うと、微かに目を開け頷かれました。その後、なぜかTさんのことが気になり30分ほどして部屋を訪ねると、静かに眠ってはいましたが、呼吸の間隔がどんどん長くなっていき、その後、息を引きとられたのです。

　Tさんは奥様に見守られ、ご自身が望まれたように、本当に穏やかに永遠の眠りにつかれました。

　最期まではっきりと話をされ、亡くなるその日の入浴前、面会に来られた奥様が帰るときに「ありがとう」と言われたそうです。奥様は「わかっていたのですね。『ありがとう』なんてふだん言わないのに」と話されました。

　亡くなる前日に奥様は、Tさんが元気なころに利用していた理容師を連れてきて、散髪・髭そりをして、さっぱりとしていました。まさに準備をして逝かれた感じでした。

　「これが自然死だよ」と、Tさんは私に教えてくれたように感じました。

Column 介護施設で実践する「人生の最終段階における医療・ケアの決定プロセスに関するガイドライン」

　人生の最終段階における治療の開始・不開始および変更・中止などの医療のあり方の問題は，医療・介護施設などの現場で重要な課題となっている。厚生労働省においても，人生の最終段階における医療のあり方については，約30年前から継続的に検討を重ねており，人生の最終段階を迎えた本人や家族と，医師をはじめとする医療従事者が，本人にとって最善の医療とケアをつくり上げるためのプロセスを示す，『人生の最終段階における医療の決定プロセスに関するガイドライン』（以下，ガイドライン）が2007（平成19）年〔2015（平成27）年改訂〕に策定された。このたび，超高齢多死社会の進展に伴い，地域包括ケアの構築に対応する必要があることや，英米諸国を中心としてアドバンス・ケア・プランニング（advance care planning：ACP）の概念を踏まえた研究・取り組みが普及してきていることなどをふまえ，在宅医療・介護の現場で活用できるよう2018（平成30）年版ガイドラインとして改訂され，介護報酬改定においても多くのサービスで，ガイドラインの内容に沿った取り組みを行うことが明示された。

1. 人生の最終段階における医療およびケアのあり方

　ガイドラインには，人生の最終段階における医療およびケアのあり方として，以下のように示されている。

①医師等の医療従事者から適切な情報の提供と説明がなされ，それにもとづいて医療・ケアを受ける本人が多専門職種の医療・介護従事者から構成される医療・ケアチームと十分な話し合いを行い，本人による意思決定を基本としたうえで，人生の最終段階における医療・ケアを進めることが最も重要な原則である。

　また，本人の意思は変化しうるものであることを踏まえ，本人が自らの意思をその都度示し，伝えられるような支援が医療・ケアチームにより行われ，本人との話し合いが繰り返し行われることが重要である。

　さらに，本人が自らの意思を伝えられない状態になる可能性があることから，家族等の信頼できる者も含めて，本人との話し合いが繰り返し行われることが重要である。この話し合いに先立ち，本人は特定の家族等を自らの意思を推定する者として前もって定めておくことも重要である。

②人生の最終段階における医療・ケアについて，医療・ケア行為の開始・不開始，医療・ケア内容の変更，医療・ケア行為の中止等は，医療・ケアチームによって，医学的妥当性と適切性を基に慎重に判断すべきである。

③医療・ケアチームにより，可能な限り疼痛やその他の不快な症状を十分に緩和し，本人・家族等の精神的・社会的な援助も含めた総合的な医療・ケアを行うことが必要である。

④生命を短縮させる意図をもつ積極的安楽死は，本ガイドラインでは対象としない。

2. 人生の最終段階における医療およびケアの方針の決定手続き

人生の最終段階における医療およびケアの方針の決定においては，(1)本人の意思が確認できる場合と(2)本人の意思が確認できない場合に分けてプロセスが整理され，(3)複数の専門家から構成される委員会を設置し，困難事例において検討・助言をすることの必要性について言及されている。

(1) 本人の意思が確認できる場合

①方針の決定は，本人の状態に応じた専門的な医学的検討を経て，医師等の医療従事者から適切な情報の提供と説明がなされることが必要である。

そのうえで，本人と医療・ケアチームとの合意形成に向けた十分な話し合いを踏まえた本人による意思決定を基本とし，多専門職種から構成される医療・ケアチームとして方針の決定を行う。

②時間の経過，心身の状態の変化，医学的評価の変更等に応じて本人の意思が変化しうるものであることから，医療・ケアチームにより，適切な情報の提供と説明がなされ，本人が自らの意思をその都度示し，伝えることができるような支援が行われることが必要である。この際，本人が自らの意思を伝えられない状態になる可能性があることから，家族等も含めて話し合いが繰り返し行われることも必要である。

③このプロセスにおいて話し合った内容は，その都度，文書にまとめておくものとする。

(2) 本人の意思の確認ができない場合

本人の意思確認ができない場合には，次のような手順により，医療・ケアチームの中で慎重な判断を行う必要がある。

①家族等が本人の意思を推定できる場合には，その推定意思を尊重し，本人にとっての最善の方針をとることを基本とする。

②家族等が本人の意思を推定できない場合には，本人にとって何が最善であるかについて，本人に代わる者として家族等と十分に話し合い，本人にとっての最善の方針をとることを基本とする。時間の経過，心身の状態の変化，医学的評価の変更等に応じて，このプロセスを繰り返し行う。
③家族等がいない場合及び家族等が判断を医療・ケアチームに委ねる場合には，本人にとっての最善の方針をとることを基本とする。
④このプロセスにおいて話し合った内容は，その都度，文書にまとめておくものとする。

(3) 複数の専門家からなる話し合いの場の設置
　上記(1)及び(2)の場合において，方針の決定に際し，
・医療・ケアチームの中で心身の状態等により医療・ケアの内容の決定が困難な場合
・本人と医療・ケアチームとの話し合いの中で，妥当で適切な医療・ケアの内容についての合意が得られない場合
・家族等の中で意見がまとまらない場合や，医療・ケアチームとの話し合いの中で，妥当で適切な医療・ケアの内容についての合意が得られない場合等については，複数の専門家からなる話し合いの場を別途設置し，医療・ケアチーム以外の者を加えて，方針等についての検討及び助言を行うことが必要である。

　これらの手順に沿うことが，診療報酬や介護報酬の算定上求められるようになった。
　介護施設における看護職員は看取り期にある療養者および家族の意思を尊重しながら，安らかな最期を迎えられるように支援することを一層求められる。
　日本看護協会では，2011(平成23)年度に看護師職能委員会Ⅱ(介護・福祉関係施設・在宅等領域)を設置し，2014(平成26)年度には「日本看護協会が提案する介護施設等における看取り研修プログラム」を作成した。看護職と介護職が協働して穏やかな看取りができるよう，地域または自施設の看取り研修の企画の際などに，活用できる〔日本看護協会ホームページ(「日本看護協会が提案する介護施設等における看取り研修プログラム」https://www.nurse.or.jp/nursing/practice/professional/kangoshi-2/pdf/program2014.pdf　2018年10月1日アクセス)〕。

Column 「情報通信機器（ICT）を利用した死亡診断等ガイドライン」

「情報通信機器（ICT）を利用した死亡診断等ガイドライン」発出に至る経緯

　超高齢・多死社会を迎え，2017（平成29）年に年間約130万人だった死亡者数が，2040年には160万人を超えると推計されている。国民の在宅療養の希望を鑑みても訪問看護・施設での看取りを推進しなければ，看取りの場の確保が到底追いつかない状況であるため，介護施設・在宅での看取り体制の整備が急務である。

　現在，医師法第20条により「医師は，自ら診察しないで治療をし，若しくは診断書若しくは処方せんを交付し，自ら出産に立ち会わないで出生証明書若しくは死産証書を交付し，又は自ら検案をしないで検案書を交付してはならない。但し，診療中の患者が受診後二十四時間以内に死亡した場合に交付する死亡診断書については，この限りでない」とされている。加えて，死亡診断書の発行について，受診後24時間以上経過した後に死亡した場合は，すべからく医師による死後診察が必要と定められている。

　上記の規定のもと，介護施設や在宅においては，医師による死後診察がすみやかに行われない場合，在宅死が死体検案となったり，死後診察を受けるためにご遺体を長時間保存・長距離搬送することとなったり，臨終期に病院に入院，または搬送せざるを得ない状況が生じている。

　こうした状況を鑑み，「規制改革実施計画」〔2016（平成28）年6月2日閣議決定〕において，受診後24時間を経過していても，規定のすべての要件を満たす場合には，医師が対面での死後診察によらず死亡診断を行い，死亡診断書を交付できるよう，早急に具体的な運用を検討し，規制を見直すこととされ，2017（平成29）年9月に厚生労働省より「情報通信機器（ICT）を利用した死亡診断等ガイドライン」[1]（医政発0912第1号）に関する通知が発出された。

「情報通信機器（ICT）を利用した死亡診断等ガイドライン」運用の要件

　ICTを利用した死亡診断等を行うためには，次に示す(a)〜(e)すべての要件を満たす必要がある。

(a) 医師による直接対面での診療の経過から早晩死亡することが予測されていること
(b) 終末期の際の対応について事前の取決めがあるなど，医師と看護師と十分な連携が取れており，患者や家族の同意があること
(c) 医師間や医療機関・介護施設間の連携に努めたとしても，医師による速やかな対面での死後診察が困難な状況にあること

(d) 法医学等に関する一定の教育を受けた看護師が，死の三兆候の確認を含め医師とあらかじめ決めた事項など，医師の判断に必要な情報を速やかに報告できること
(e) 看護師からの報告を受けた医師が，テレビ電話装置等のICTを活用した通信手段を組み合わせて患者の状況を把握することなどにより，死亡の事実の確認や異状がないと判断できること

　(d)の「法医学等に関する一定の教育」は，看護師としての実務経験5年以上を有し，その間に患者の死亡に立ち会った経験3例以上があり，かつ，看護師としての実務経験のうち，訪問看護または介護保険施設等において3年以上の実務経験を有し，その間に患者5名に対しターミナルケアを行った看護師に対して，「医師による遠隔での死亡診断をサポートする看護師を対象とした研修会」として，法医学等に関する講義・実地研修（死体検案や法医解剖への参加など）が実施される。

ガイドライン運用の流れ
　ICTを利用した死亡診断等を行うためには，死亡前14日以内に「生前の直接対面での診療」が行われており，医師が直接対面での死亡診断等を行うまでに，正当な理由のために12時間以上を要することが見込まれるなどを記した所定の様式の書面で，事前に患者や家族の同意を得ておく必要がある。死亡時には，リアルタイムの双方向コミュニケーションが可能なデバイス（テレビ電話など）を使って，心停止・呼吸停止・対光反射の消失の確認を行って医師に報告しつつ，5分以上の間隔を空けて2回実施し，所定の項目の遺体の観察や写真撮影を行い，医師に送信する。それを受けて，医師は「死亡」と診断し，リアルタイムの双方向コミュニケーションが可能なデバイスを通じて遺族に説明する。看護師は死亡診断書を代筆し，遺族に手交する。

情報通信機器（ICT）を利用した死亡診断の活用によるQuality of Deathの向上
　本ガイドラインは，死亡診断に携わる看護師の研修や業務の負担は多いが，医師のすみやかな対面での死亡診断が難しいために，救急搬送や検死という不本意な状況になることを回避し，療養者や家族に負担がかかっていた状況を改善するためのものである。厚生労働省では全例を検証し，2019年を目処にガイドラインの見直しを行うとしている。
　看護師にとって「看取り」とは，療養者ならびに家族への日々のケアの延長線上にあり，本ガイドラインは療養者の人生の締めくくりを，療養者と家族が望む場所で迎

えられるよう，看護師が最後まで支援することを後押しする仕組みであり，今後，運用の広がりが期待される。

チェック項目

1. **看取りについての利用者・家族の意思を尊重しているか**
   - ☐ 利用者にどのような最期を迎えたいか，利用者・家族の希望・意向を確認している
   - ☐ 施設でできる看取りについて，その具体的対応を利用者・家族にわかるように説明している
   - ☐ 利用者・家族の看取りに対する希望や意向を，医師や介護職員などケアチームメンバーと共有し，ケアプランを検討している

2. **症状コントロールなど苦痛緩和および新たな苦痛が発生しないよう予防的に対応しているか**
   - ☐ 利用者の日々の全身状態を観察し，医師へ報告している
   - ☐ 疼痛や喘鳴などの苦痛緩和のための必要な医療(治療・処置)を実施している
   - ☐ 呈している症状や状態などから苦痛がないか，不快となっていないかという視点でケアを評価している
   - ☐ 日々の生活ケア(食事・排泄・保清・姿勢の保持など)の負担軽減に努め，「安楽な・快をもたらす・苦痛を軽減できる」ケア提供方法を具体的に検討している
   - ☐ 医療(治療・処置)や生活ケアだけでなく，より「安楽な・快をもたらす・苦痛を軽減できる」ケアについて検討している
     - →マッサージ，入浴以外の部分浴，散歩，アロマ，音楽をかけるなど利用者の趣味や好みを取り入れる
   - ☐ 褥瘡・拘縮進行など新たな苦痛が発生しないよう予防的なケアを提供している

3. **臨終時の調整をしているか**
   - ☐ 容態悪化・死亡時(死亡確認・死亡診断書作成)の医師との連絡体制・調整はとれている
   - ☐ 臨死期の状態を観察・確認し，医師へ連絡している
   - ☐ 臨死期の状態であることを家族や介護職員へ説明している
   - ☐ 臨終時の対応とその支援ができている
     - →介護職員・生活相談員などケアスタッフへ対応や手順について説明する。家族の体制・

精神状態などを見ながら十分お別れの時間がもてるように配慮する
- ☐ ご遺体のケア(清拭・更衣など)を家族の思いに配慮しながら行っている
- ☐ 死亡後の死亡診断書の発行・ご遺体の搬送などについて,医師・家族などの関係者と調整している

4 家族の支援をしているか

- ☐ 利用者の状態や予測される状態変化および提供しているケアについて家族にわかるように説明している
- ☐ 家族の希望や意向を常に確認し,死別の心の準備ができる,十分にお別れができるようにしている
- ☐ 家族が希望した場合は,できるケアに参加してもらう,利用者との思い出を話すなど家族の精神面への支援ができている
  → 臨終時(死亡確認時)の同席,ご遺体のケア(清拭・更衣・化粧・死に水など)
- ☐ 臨死期の状態であることを家族に説明し,希望があれば臨終のときに利用者と一緒に過ごせるようにしている。また,亡くなった後の手続きや流れについて説明している
- ☐ 家族に対しグリーフケアを提供している

5 介護職員と連携し情報を共有できているか

- ☐ 利用者の状態や予測される状態変化および対応について,介護職員にわかるように説明している
- ☐ 看護職員不在のときの利用者の観察の視点および状態変化時の対応について,わかりやすく説明している
- ☐ 看護職員不在時の連絡方法が明確になっている
- ☐ 日々の生活ケアの提供の際に注意すべき点や予防的なケアの意義について説明している
- ☐ 利用者に提供されている医療(治療・処置),効果や予測される症状・状態について説明し,当該症状や状態が観察された場合にはフィードバックしてもらうようにしている
- ☐ 「安楽で苦痛・不快はないか」という視点でその時々のケアについての評価を共有している
- ☐ 介護職員が提供している生活ケアの意義(看取り期の利用者にとって生活ケアを丁寧に提供することが重要であること)を繰り返し伝えている
- ☐ 家族へ説明している内容・家族の思いや精神状態などについてそのつど伝えている
- ☐ 臨死期の状態であること,また(死亡確認やその後も含めた)対応について介護職員へ丁寧に説明している

6　ケアの仕組みづくりはなされているか

- ☐ 「看取りに関する指針」を作成している
    - →施設の看取りに対する考え方, 終末期の経過（時期・プロセスごと）の考え方, 施設において看取りに際して行いうる医療行為の選択肢, 医師や医療機関との連携体制（往診, 死亡確認, 死亡診断書の作成などの調整）, 利用者および家族との話し合いや同意, 意思の確認方法, 職員の具体的対応など
    - →作成および見直しに看護職員が主体的に関わっている
- ☐ 「看取りに関する指針」に準じ, 必要なマニュアルを整備している
- ☐ 施設で作成している「看取りに関する指針」, 看取りに関する各種マニュアルは, 実際の現場で実用性がある
    - →活用できる内容となっている
    - →現状にあわせて定期的に, 随時内容を見直し, 修正している
- ☐ 施設で作成している「看取りに関する指針」, 看取りに関する各種マニュアルが施設の関係者全員で共有している
    - →関係者全員が認知している
    - →関係者全員が手に取りやすいところに設置している
- ☐ 最期を過ごす居室の環境が整っている
    - →家族が宿泊できる設備, 多床室の場合はプライバシーの保護や家族と一緒に過ごすことができる空間（個室や静養室）の確保
- ☐ 24時間対応の連絡体制を整備している
    - →夜間緊急の呼出しに応じた出勤の体制, 夜間対応体制（オンコール体制）に関する取り決め（指針やマニュアル）の整備, 看護職員不在時の介護職員による利用者の観察項目の標準化
- ☐ 通夜・葬儀の参列など施設の方針・取り決めがある
- ☐ 職員に対して看取りに対する知識・態度・技術などの教育・研修を行っている
- ☐ 看取り後のケアカンファレンスを行い, ケアの振り返りをしている
- ☐ 家族等に対する看取り介護に関する報告会を開催している
- ☐ 利用者またはその家族, および地域住民との意見交換による地域への啓発活動を実施している

利用終了時の援助

利用者の次の生活の場は，在宅，他の介護施設，病院などその理由によりさまざまである。利用終了時の援助の際に大事にすることは，利用開始時の援助の際と同様である。受け入れ側がケア提供の際に必要な情報やケア内容について，高齢者を送り出す側として情報提供，ケア調整などを行う。
適応能力の低下した高齢者は次の生活環境に慣れるまでにも時間がかかる。生活リズムが早期に整い，必要なケアが継続して提供され，次の療養や生活の目的が達成できるよう調整する。

チェックポイント
1 利用終了後の療養や生活について，利用者や家族と検討しているか
2 利用終了後の療養や生活についての利用者・家族の意向を，受け入れ側のケア提供者に伝えているか
3 施設での生活状況およびケアについて，受け入れ側のケア提供者に伝えているか
4 必要な医療や処置について受け入れ側の医師・看護職員やケア提供者に伝えているか
5 利用終了後もケアが継続されるよう調整されているか

利用終了時の援助の意義

　高齢者は環境への変化に対する適応力が低下しているが，自身の尊厳が守られていることを実感し，生活機能がよりよく保たれる，もしくは，さらに改善できる環境への転居ならば適応力は比較的保たれる。こうしたことを理解したうえで，生活への支援を行うことが重要である。

看護職員の役割

　自宅での看取り，急性期疾患の治療，介護者の経済問題に伴う療養先の変更など，利用終了の理由はさまざまであるが，利用者にとって必要なケアが次の療養や生活の場でも継続的に提供されるよう情報提供し，ケアの調整を行う。

特に，利用終了後に担当する介護支援専門員(ケアマネジャー)とは必ず連携することになるが，利用者によっては医療的ケアが必要な場合があり，次の療養や生活の場が利用者の生命維持に必要な医療的ケアの実施可能な職種と人員配置の施設であるかを確認したり，確実に医療的ケアが実施されるべく，在宅ケアチームが組織されるように情報を提供する必要がある。

具体的ケア

利用終了後の生活の場においても必要なケアが継続され，そこでの生活リズムが整うよう介護サービスが提供されなければならない。利用者の意思が尊重され，個別性に配慮した介護サービス計画が立案され，新たな生活の場で安全，快適に生活するために必要な福祉用具が選択・活用されるために，次の療養や生活の場のケア提供者と積極的に連絡を取り合い，施設での生活状況，認知障害のサポート方法，ADLの介助方法，福祉用具の活用状況，服薬管理状況など，必要な情報を提供する必要がある。

また，利用終了後の生活リズムがすみやかに整うように，利用者本人が好む活動や施設内での役割，本人がその気になる関わり方，大切にしているもの，価値観，習慣などに関する情報を提供していく。

在宅復帰の場合は，生活全般のケアを家族が担うことになるため，家族の介護力を考慮してケアの指導に当たるとともに，介護サービスを併用した無理のない介護プランとなるように，介護支援専門員(ケアマネジャー)や他職種と連携して，生活環境を整える支援に当たることが必要となる。

チェック項目

1 **利用終了後の療養や生活について，利用者や家族と検討しているか**
- ☐ 利用者の生活状況が具体的にイメージできるように伝えている
- ☐ 利用者自身ができることをやれるよう介護の方法や関わり方・使用する福祉用具などを具体的に伝えている
- ☐ 必要となる医療・処置や生活上での注意点をわかりやすく伝えている
- ☐ 家族が介護する場合は，必要な介護方法について看護職員・介護職員などが指導している

2 **利用終了後の療養や生活についての利用者・家族の意向を，受け入れ側のケア提供者に伝えているか**
- ☐ 利用者の意向，希望
- ☐ 家族の意向，希望
- ☐ 次の療養や生活の場の選択にあたっての利用者・家族への説明の内容とその理解

3 **施設での生活状況およびケアについて，受け入れ側のケア提供者に伝えているか**
- ☐ 身体機能（麻痺の部位や程度，視覚・聴覚など加齢性変化や疾患，筋力低下や拘縮の程度，歩行や移動能力など）や精神機能（認知機能）
- ☐ 施設での生活状況（食事・排泄・移動・入浴などの清潔保持方法など）
- ☐ 介護面や療養環境上の注意点
- ☐ 施設での過ごし方・生活リズム
- ☐ 趣味や楽しみなど利用者が好む活動，大切にしていること・もの
- ☐ 施設内での役割
- ☐ 家族の状況（キーパーソン・家族関係・後見人の有無など）

4 **必要な医療や処置について受け入れ側の医師・看護職員やケア提供者に伝えているか**
- ☐ 疾患・既往歴
- ☐ 内服薬などの投薬状況および投薬時の注意点

- ☐ 施設で行っていた医療的ケアなどとその注意点
- ☐ 感染症やアレルギーの有無
- ☐ 急変時・終末期の対応に関する利用者・家族の意向

5　利用終了後もケアが継続されるよう調整されているか

1) 在宅復帰時

- ☐ 居宅支援事業所・地域包括支援センターの介護支援専門員(ケアマネジャー)と利用終了前から連携をとり，必要なサービスの調整ができている
- ☐ 在宅での療養環境が整っている
- ☐ 主たる介護者の状況が整っている(介護力，キーパーソンをサポートする人の有無)
- ☐ 必要時住宅改修の必要性を検討し，調整している
- ☐ 必要な福祉用具の選定，また代替品の手配をしている
- ☐ 介護者の介護負担軽減への配慮ができている(通所サービスや短期入所サービスなどの情報提供)

2) 他の施設への転居時

- ☐ 介護保険や医療上の情報提供がされている
  - →介護保険情報：要介護度，認定期間，次回の継続申請などについて
    医療上の情報：主治医，病名，投薬内容，受診予定日など，緊急時の対応
- ☐ キーパーソンなど家族関係について情報が提供されている
- ☐ 療養上必要な情報が提供されている
  - →施設での生活リズム／ADLや認知機能の程度／食事の嗜好や食形態／排泄の状況／入浴や保清など

Chapter 3 介護施設での看護実践の仕組みづくり

施設における組織体制の理解
多職種チームの形成
施設を超えた連携
家族支援
安全管理
感染管理
記録と個人情報の取り扱い

施設における組織体制の理解

介護施設では，施設を利用する人々にとって，あるべき姿として理念や目的などが示されており，その理念にもとづいて組織管理やマネジメントが行われる。
組織図として表されているものが，組織構造であり，組織の役割機能を含んでいる。その活動内容は職位や職務規程によって規定される。
また，組織を形成しているのは，1人ひとりの職員であり人間である。よりよいケアを提供する施設であるためには，組織の目的と構造を理解するとともに，職員相互のコミュニケーションに目を向けることが大切である。

チェックポイント

1　自組織の理念・目的と組織構造を理解しているか
2　組織とチームのあり方を理解しているか

組織の理念・目的の理解

　組織とは，基本となる理念・目的を達成するためにつくられたシステムであり，その達成に向けてさまざまな仕事が設定され，分業や組み合わせがなされている。そのため，組織においては，その目的や方針・活動内容が明確であることが求められる。
　例えば，施設で看取りケアを行う場合，家族や本人の意思確認のあり方や職員の役割といった看取りケアにおける方針が明確であると，看護職員は不必要な迷いや不安をもたずに看取りケアを展開できる。組織の理念や目的，方針が明確であることは，よりよいケアを提供するうえで重要である。

組織図と役割機能

　介護施設における組織図［図3-1］を見てみよう。自施設の組織図は，どのようになって

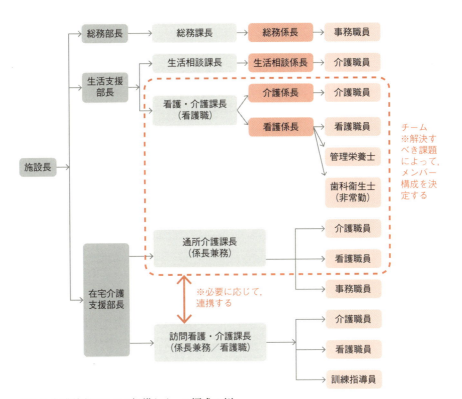

図3-1 介護施設における組織とチーム編成の例

いるだろうか。指示系統のラインは明確に確立し,効果的に機能しているだろうか。まずラインの確立が必要である。そのうえで,看護職員がどのように位置づけられているかを確認しよう。介護施設の利用者にとって最もよい体制はどのようなものかを,職員間で評価する。

看護職員も組織について関心をもち,所属する組織のあり方や目的,指示命令系統,組織のなかで期待されている各職種の役割や位置づけなどを理解する。そのうえで,例えば組織のなかで看護職員の役割が十分に発揮されないなど,改善の必要なことがあれば,具体的な問題点・課題にもとづき,よりよいケアのために組織のあり方について改善策を提案しよう。

組織とチーム

　集団は，2人以上の人々で構成される。その2人以上の構成員の間に相互作用とコミュニケーションが生じ，役割と地位の関係が成立することで，集団は組織となる。この組織のなかにあって，構成員に協力関係があり，構成員1人ひとりには果たすべき役割があり，外部との境界が明確にあってその構成員に一体感が生じ，達成すべき明確な目標があるとき，その集団を「チーム」という[1]。

　組織には，ラインとチームが存在する。ラインとは複雑さに対処する指揮系統であり，介護施設の場合は，施設長が最終決定者，責任者として介護施設の組織を統括する。生活支援部長，総務部長などは中間管理職として部門をまとめる役割を有する。それに対してチームとは，実際に現場で仕事をし，日々生じる多様な出来事に対応し，変化に対処し，改善するための集団であるといえる。ラインとチームの両方が機能することにより，組織は秩序を保ちつつも変化に対応することが可能となる。

　介護施設では，ラインもチームも看護職だけで構築することはなく，多職種のラインであり，チームである。介護施設は生活支援を使命とし，利用者のQOLの向上をめざし，ケア提供を行う。つまり，介護施設は利用者によりよいケアを提供するための組織であり，この目的は単一職種では達成が困難である。

　よいチームでは，チームの目的・目標が達成され，チームメンバーのやりがいと満足度が高い。すなわち，利用者へのケアの質が高く，利用者も満足しており，チームメンバーの満足度も高く，メンバーが健康であることがチームの成果指標となる。具体的にはメンバー1人ひとりが健全に意見を主張できること，他のメンバーの話をよく聞き，尊重しつつ助け合って仕事ができていること，メンバー間で互いのことを学ぶ姿勢が身についていることなどである。

組織マネジメントと連携・協働

　連携とは，相手組織と目的・目標を共有したうえで，自組織の活動を自律的に修正し，協力して目標を達成することである。そのためには相手組織の役割と機能を理解したうえで，自組織に必要な情報を自ら獲得するように行動することが求められる。逆に連携相手の組織から連絡が来たときに，自組織の役割と機能，強みと限界を明確に伝えることが求められる。限界を提示することにより，相手組織は何を依頼できるのかを把握する。相手組織からの適切な期待に確実に応えることにより，連携に必要な信頼が生まれる。

協働とは目的・目標を達成するための専門職間の助け合いであり，自職種の強みと限界，相手職種の強みと限界を相互理解したうえで，互いに必要なカバーリングを行うことである。

　これらの活動は組織の支援のもとに実施される。組織は連携と協働が効果的になされるように，自組織の活動を効率的に運営し，自組織の役割と機能を説明する責任を有している。適切な組織マネジメントにより，自組織のケアチームの凝集性を高め，連携・協働のための資源を提供することにより，連携と協働はより効果的になる。

コミュニケーション

　組織をマネジメントするために組織内のコミュニケーションは重要である。

　コミュニケーションは公式コミュニケーションと非公式コミュニケーションに分けられる。公式コミュニケーションは，情報伝達および問題解決のための道具として展開されるコミュニケーションである。非公式コミュニケーションは，人間関係の維持および個別対応のためにコミュニケーションをとることそのものを目的として行われるコミュニケーションである。

　公式コミュニケーションは，確実に情報を伝える，根拠をもって意見を伝えるために行われるものであるため，できるかぎりあいまいさをなくし，事実と事実にもとづいた意見を受け手にわかりやすい言語を使って伝えることが必要である。受け手側も，事実と送り手の意見を分けて理解し，あいまいな点を確認しつつ情報と意見を受け取ることが必要となる。介護施設で公式コミュニケーションが求められる場面としては，仕事上の報告・連絡・相談，申し送り，カンファレンスなどが挙げられる。

　このような公式コミュニケーションを効果的に行うためには，受け手と送り手の間に信頼と安心が必要である。そのためには，ふだんからの非公式コミュニケーションの豊かさが前提となる。

　すなわち，相手の話を共感的に聞く個別対応や，ユーモアをもって気持ちのよい態度で話ができる人間関係を維持するためのコミュニケーションなどが基盤となり，公式コミュニケーションが心理的障壁なく展開できるといえる。

チェック項目

1 自組織の理念・目的と組織構造を理解しているか
- [ ] 所属している組織の理念や目的を理解している
- [ ] 組織における他職種と看護職の役割・位置づけを確認している
- [ ] よりよいケアのために,どのような組織体制がよいか理解している
- [ ] 具体的な課題にもとづき,実現可能な改革案を提案している

2 組織とチームのあり方を理解しているか
- [ ] 組織におけるチームの役割を理解している
- [ ] 互いの専門性を尊重し,補完しあっている
- [ ] よりよいケアのために,コミュニケーションが重要であることを理解している

多職種チームの形成

利用者1人ひとりの生活と健康を支えていくためには，利用者と家族を中心においたチームアプローチが欠かせない。そのためには，ケアに関わる多職種が共通の目標に向かって，それぞれの専門性を発揮できる人間関係やケアを提供する体制づくりが必要である。

チェックポイント
1 多職種によるチームアプローチが行われているか
2 多職種チームにおいて看護職員としての役割が果たせているか

多職種チームにおける看護職員の役割と求められる能力

　看護職員，介護職員，機能訓練指導員（理学療法士，作業療法士など），管理栄養士，生活相談員，介護支援専門員（ケアマネジャー），医師，事務職など，さまざまな職種が，「利用者の生活の質の向上」という共通の目標に向かってそれぞれの専門性をいかして働いているのは，介護施設も医療機関も同様である。介護施設の看護職員は，利用者の健康支援に加えて安全管理や感染管理など，施設全体を横断的に見渡すような活動をするなど，多岐にわたる役割を担うこととなる。

　そのために，看護職員には保健・医療・福祉についての知識だけでなく，コミュニケーション力，交渉力や調整力といった組織を動かしていくための力が必要となる。これらの力は，スタッフ間，スタッフと利用者・家族間の関係を円滑にしたり，新しいケアの導入や業務改善などを図る際に発揮される。

多職種連携のためのコミュニケーションのポイント

　チームアプローチを行うためには，職種間の十分なコミュニケーションが必要であり，

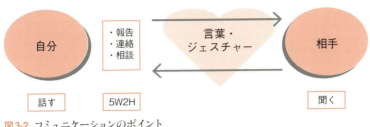

図3-2 コミュニケーションのポイント

　お互いの役割への尊敬と信頼関係を築くことがその基礎となる。また，それぞれの職種には，専門性によって異なる考え方や言葉の用い方（専門用語など）があることにも留意したい。

　また，他職種が「何も言わない」からといって，「何も起きていない」「異常がない」わけではない。看護職員にとっては，何が必要な情報であるか，何を観察してほしいかを伝えるとともに，他の職種にはどのような情報が必要なのかを確認したうえで，該当する情報を提供するなど，チームのなかでの双方向のコミュニケーションをとり，情報を共有することも重要となる[図3-2]。

チーム力がアップすることによる効果

　多職種チームによるアプローチが機能すると，チームとしてだけでなく個々のスタッフの力量も高まり，以下の効果がみとめられる。
①相乗効果が生まれ，組織の目標や課題が効果的に達成される。
②メンバーの連帯感が高まり，良好な人間関係が促進される。
③組織やチームの安定感が生まれる。
④目標や課題達成のプロセスで，やりがいや働きがいが生まれる。

チェック項目

1 多職種によるチームアプローチが行われているか
- ☐ 「利用者の生活の質の向上」が介護施設のケアの目標であることを,チームメンバーが共通理解としてもっている
- ☐ 多職種によるチームアプローチの必要性をメンバー1人ひとりが自覚している
- ☐ 自施設で求められているそれぞれの職種の役割をお互いに尊重し,理解しあっている
  →他職種の価値観や文化を尊重しているか
- ☐ 必要時は職種の垣根なしに,いつでも話し合ったり一緒にケアをすることができる
- ☐ 多職種で話し合ったりケアをした結果は,関係者間で共有できている

2 多職種チームにおいて看護職員としての役割が果たせているか
- ☐ 自施設で求められている看護職員の役割を理解している
- ☐ 看護職員の役割を果たすための必要な技術が身につくよう,常に努力をしている
- ☐ 積極的に多職種を巻き込み,ケアの質の向上を図っている
- ☐ よい結果が得られたケアは他の利用者に応用したり,自施設の標準的ケアとなるような働きかけをしている

★以下にチームアプローチが機能するためのチェックポイントを示すので,活用してほしい。

1)コミュニケーション
(1)話し方
- ☐ 話の要点をまとめておき,順序立てて話す
- ☐ 相手がわかりやすい言葉を選び,反応を確認しながら話す
- ☐ 重要な部分は繰り返したり,長い内容は途中で区切るなど,話のポイントがわかりやすいようにする
- ☐ 言葉以外の手段(ジェスチャーなど)を活用する

(2) 聴き方
- ☐ 話を聴くのに十分な時間をとる
- ☐ 相手が話す内容だけでなく，その底にある気持ちや価値観をくみ取る
- ☐ フィードバックを適宜交えながら，相手の話の要点を確認する
- ☐ 言葉以外の手段（ジェスチャー，視線，声の抑揚など）に注意する

2) チームワーク
(1) チームとの一体感
- ☐ 自分がチームのメンバーであるという自覚がある
- ☐ チームの目標達成への貢献が自分の役割であると考えている

(2) チームの雰囲気
- ☐ チームには発言しやすい雰囲気がある
- ☐ お互いに声をかけあって仕事をしている

(3) チームとしての自律性の維持
- ☐ チームの取り決めに1人ひとりのメンバーの意思が反映している
- ☐ 取り決めたルールに従って，それぞれのメンバーが活動している

施設を超えた連携

要介護者の重度化やニーズの多様化に伴い,単独の施設や在宅(居住系入所施設:有料老人ホーム,グループホーム,小規模多機能型の施設なども含む)だけで多くの利用者に質の高いケアを提供することは難しくなっている。
介護保険制度などによるフォーマルなサービスはもちろん,家族や友人・知人などインフォーマルな社会資源も活用し,多元化・多様化したサービス提供が必要である。これらサービスが最大限の効果を発揮するためには,施設・人材同士のネットワークの構築が必要である。

チェックポイント
1 地域包括ケアの実現に向けて取り組んでいるか
2 必要に応じて利用者を取り巻く社会資源を評価・再構築しているか
3 施設を超えた看護職員同士の連携を促進しているか

地域包括ケア

　質の高いケアのためには,保健・医療・介護からなるサービスを切れ目なく一体的に提供できる「地域包括ケアシステム」の実現が求められている。住み慣れた家・住まい,地域でのその人らしい生活が営めるよう,柔軟にサービスを提供することが重要である。
　現在では,中学校区ごとに設置された地域包括支援センターを中心に,施設や在宅を包括したケアマネジメントの強化が図られている。公的機関の主導はもちろんだが,自分たちから進んで他施設や人材と連携していく姿勢が必要である。

利用者を取り巻く社会資源の評価と再構築

　利用者を取り巻く人々や組織・施設をわかりやすく表す方法としてエコマップがある。エコマップでは,利用者を中心に置き,その人と関係のある人や施設などとの関係線を引くことにより,どのようなサービスを提供しているか,その人の社会資源がどのような状

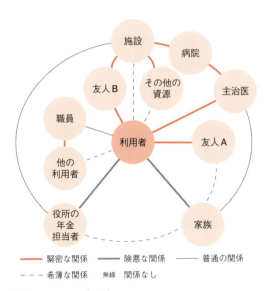

図3-3 エコマップモデル
(福祉職員生涯研修推進委員会編:福祉職員生涯研修課程改訂 福祉職員研修テキスト基礎編. 社会福祉法人全国社会福祉協議会, 23, 2009.)

況にあるか,またどのような資源やサービスが欠けているかなどが一目でわかり,サービス評価や今後の方針決定に活用できる[図3-3]。

看護職員同士の連携の促進

　これからの介護施設は,地域包括ケアを提供する機関の1つに位置づけられ,多様なサービス展開が求められる。そのためには,看護職員が施設を超えて連携することも重要になる。

　介護施設では看護職員の配置人数が少ないため,相談相手や外部研修への参加の機会が制限されやすい。このことは,看護職員の孤立感ややりがいの低下を生んだり,新しいケア方法の導入が遅れるなどの問題につながっている。しかし,自施設の外に目を向けて同じような立場の看護職員とのネットワークをつくることができれば,この問題の解決のヒントが得やすくなる。

　まずは,会議やケースカンファレンス,研修などで他施設の看護職員に積極的に声をかけたり,連絡方法を伝え合うなどして,関係をつくることが望まれる。それにより,地域

の介護や医療に関する情報を共有したり，ケアで困っていることの相談や自施設の業務改善へのヒントも得ることができるだろう。また，ケアの質を上げるために，その地域の医療機関と連携したり，専門看護師や認定看護師，そして日本看護協会や都道府県看護協会なども社会資源として積極的に活用したい。

チェック項目

---

1 地域包括ケアの実現に向けて取り組んでいるか
☐ 保健・医療・介護といった分野の垣根を越えて,サービスを提供する事業者と連携をとっている
☐ 公的機関のほか,他施設などと連携を図っている

2 必要に応じて利用者を取り巻く社会資源を評価・再構築しているか
☐ 利用者が利用しているフォーマル,インフォーマルな社会資源を把握している
☐ エコマップなどを活用し,利用者が本当に必要としている社会資源とサービスを洗い出している
☐ 利用者と家族への説明と理解のもとに,必要な場合は関係性の再構築を行っている

3 施設を超えた看護職員同士の連携を促進しているか
☐ 自施設以外の看護職員と積極的にコミュニケーションをとる機会をつくっている
☐ 自施設以外の看護職員と情報を共有したり,相談ができている
☐ 専門看護師・認定看護師などの活用を検討している

家族支援

病いや加齢によって生じる高齢者の健康問題や生活上の支障は，家族全体の問題へと波及する。介護が必要となったとき，認知症の症状に翻弄されるとき，看取り期など，さまざまな場面で高齢者本人も家族も苦悩する。日常の些細な出来事でも，家族に影響を及ぼすことがある。
しかし，家族には「回復する力」がもともと備わっている。その潜在力が発揮できるように支援するのが看護職員の役割である。家族の力が発揮されれば，高齢者の心身の安定が保たれ，健康の維持にもつながる。
また，施設の利用を開始する前の高齢者の生活背景をよく知っている家族は，よき情報提供者であるとともに，高齢者の心身の安定に影響を及ぼすケア提供者でもある。施設職員は，家族との信頼関係を築き，家族を利用者によりよいケアを行うためのチームの一員と位置づけて連携を図る必要がある。

チェックポイント

1 家族とのコミュニケーションは円滑にできているか
2 家族の関係性や家族力動をアセスメントできているか
3 家族を高齢者ケアチームの一員として位置づけているか
4 ケアを任せる家族との信頼関係があるか
5 ケアの仕組みづくりはなされているか

介護が家族に及ぼす影響

　家族同士だからわかることもあるが，「家族だから」という期待に添えなかった場合の家族の失望感，疎外感，絶望感は大きい。また，家族がその期待に無理にでも応えようとする場合も少なくない。
　介護が必要となったなどの不測の事態が生じた際，家族関係や家族の健康に歪みが生じることもある。世間体や老親扶養意識も家族の問題を複雑にする。また，地域での付き合い方や文化，価値観，医療・介護サービスの充足状況など，地域環境も影響する。
　家族の葛藤は，家族がもともと担っていた社会や家庭内での役割に，介護という新た

な役割が追加されることや,同時に複数の役割が求められることで生じてくる。また,高齢者が医療機関へ入院したり介護施設の利用を開始したとしても,家族の心身の負担は継続する。

ケアチームの一員としての家族

利用者が介護施設で心身の安定を保ち,その人らしく生活するためには,家族をケアチームの一員として位置づけ,積極的な関わりをもち続ける工夫が必要である。

施設の利用開始により,生活支援や健康管理など,それまで家族が担っていた役割が施設職員に移るが,情緒的・経済的支援の役割は離れて暮らす家族が担っている。また,利用者の生活の継続を支援するという点からは,自宅での暮らしぶりや利用終了後の暮らし方に関する家族との情報交換は重要である。状況によっては,家族が介護や処置技術を習得するために支援が必要となる。

看護職員は,定期的な健康診断の結果や健康状態の変化,季節ごとの健康管理方法,さらに,利用者の暮らしぶりについて情報を提供し,家族にイベントへの参加協力を求めたり,利用者が家族と過ごす時間が増えるように意図的に関わることが必要である。

家族との信頼関係を築く

施設の利用を開始した高齢者の健康状態や暮らしぶりについて,心配や不安を感じる家族がいる。施設の利用に至ったことに自責の念や喪失感をもつ家族もいる。また,面会頻度が少なくなり,家族の日常から施設を利用する高齢者の存在が薄れてしまう家族もいる。

家族にどんな事情があっても,施設は利用者と家族にとって「安心して利用者を任せられる場所」として存在することが求められる。そのためには,施設全体が家族を温かく迎え入れ,利用者とゆっくり時間を過ごすことのできる空間や雰囲気をつくり,施設職員の利用者・家族への関わり方や提供されているケアへの満足度を高めることが基盤となる。

家族の施設に対する評価に関心をもち,家族からの提案や指摘などを施設ケア向上の機会にする。

家族の連絡窓口を明確にする

　家族同士は似た価値観や文化をもつことが多いが，1人ひとり違う個人である。そのため，家族内の意見が一致しないことや，家族で一度決定した方針・方向性が覆ることがある。

　利用開始時に，緊急時の対応だけではなく，医療や生活全般に関連する事項の家族の連絡窓口となる人を確認し，施設職員が誰でもわかるように明記しておくことが大切である。また，家族内でその旨を周知し，変更時には早めに連絡するよう伝える。

　家族の連絡窓口の混乱は，利用者への適時・適切なケア提供に支障を及ぼし，家族の心労にもつながる。これらを回避するためには日頃から家族との対話をもち，家族関係や家族の連絡窓口に関する情報収集を適宜，意図的に行うことが大切である。

チェック項目

1　家族とのコミュニケーションは円滑にできているか

- ☐ 来所した家族に気持ちのよい挨拶をし，家族からも声をかけやすい雰囲気づくりをしている
- ☐ 来所した家族と本人がゆっくり面会し，交流できる環境づくりをしている
- ☐ 家族の情緒的支援が必要な場合は，家族の悩みや葛藤などの思いをくみ取る姿勢をもち，必要な情報提供を行っている
- ☐ 施設の療養方針や医療処置について家族が理解できるよう説明している
- ☐ 家族の言葉を各職員が共有し，必要な対応をしている（記録，伝達）
- ☐ 家族のなかで誰が施設との連絡窓口となる人かが明確である（記録，伝達）

2　家族の関係性や家族力動をアセスメントできているか

- ☐ 「家族」としてみなせる血縁者は何人いるか把握している
- ☐ 家族と本人の関係性はどのようなものか職員が情報共有している
- ☐ 家族のなかで課題が発生した際，今までどのように乗り越えてきたかを理解している
- ☐ 家族がこれから利用者に起こりうる健康問題や看取りなどに，どのくらいの対応力があるかを予測している

3　家族を高齢者ケアチームの一員として位置づけているか

- ☐ 施設での暮らしぶり，健康診断の結果，病態変化，季節ごとの健康管理方法などを，家族にわかりやすく伝えている
- ☐ 家族が利用者とともに過ごし，楽しむ行事や活動を企画し案内している
- ☐ 病態変化についてタイムリーに報告・連絡し，療養方針の共通認識をもっている
- ☐ 施設での利用を終了し，医療機関へ移る時には，今後の療養方針などについてわかりやすく伝え，家族の意向を確認している
- ☐ 施設での看取り期の対応について情報提供し，家族の意向を確認している
- ☐ 利用開始前の情報とケアへの意向を確認し，ケアプランに反映させている
- ☐ 家族と利用者へのモニタリング結果を次のケアプランに反映させている

4　ケアを任せる家族との信頼関係があるか

- □　リスク回避対策について，利用者や家族の意向をくみ取り理解を得られるよう説明をしている
- □　事故やインシデントなどが家族に報告され，適切な対応をすみやかに実行している
- □　家族や利用者からの指摘や提案に真摯に対応し，解決している
- □　家族が本来もっている強さを見つけ，家族がよい方向に向かう方略について援助している
- □　必要により第三者(施設部外者)の相談・支援窓口を案内している

5　ケアの仕組みづくりはなされているか

- □　家族を支援するために多職種でのチームをつくっている
- □　取り組もうとしているケアは実現可能である
  - →コスト管理，スタッフの労力，スタッフの同意はとれている，など
- □　家族を支援するために必要な人材を活用している
  - →第三者(施設部外者)の相談・支援窓口の設置，など

Column 　家族支援

　大切な家族の身体が徐々に衰えて人生の終焉を迎えようとしている，そんな姿を受け入れるのはなかなかつらいことです。

　98歳のMさんはゆっくりと食事をとり，付き添われながら歩くこともできますが，最近は食事量が減少し痩せてきています。ある日，娘さんが神妙な面持ちで「ここまで長生きできましたから，静かに見守ろうと思うんですが，こんなに痩せてくると不安になります。だるそうにも見えるし……，病院へ行ったほうがよいのかしら。何もしないで見守るという私は冷たいのでしょうか，看護師さん。自分だったら自然に逝きたいから，母にも自然に……と思ったのですが……」と話すのです。

　私は黙って話を聞き，希望すればいつでも病院受診が可能であることを伝えたうえで，娘さんの想いを受け止め，今後予測される経過を説明し，「一緒に見守っていきましょう」と話しました。

　娘さんは，「母の今の状態を見守ることが大切で，それが自然なことなのですね。安心しました。また不安になったら話を聞いてください」と言われ，いつものようにやさしい笑顔でMさんとの時間を過ごされていました。

　限りのある時間を利用者とご家族がともに穏やかに過ごすことができるように，これからも寄り添っていきたいと思います。

安全管理

高齢者は心身機能の低下に起因する事故が多く，介護施設においても，転倒・転落，誤嚥・誤飲，誤薬，皮膚損傷の事故が多い。
介護施設は日常生活の場であり，事故のリスク要因をすべて取り除くことは困難であるが，どうすれば安全に配慮しつつ質の高いケアが提供できるかを考え実践すること，それが介護施設における安全管理の原点である。
また，安全管理の名のもとに生じやすい高齢者虐待や身体拘束についても，「本質的な安全管理とは何か」を常に考え向き合っていく必要がある。

チェックポイント

1 利用者に起こりうる事故を想定し，対策を講じているか
2 事故発生時の適切な対応を理解しているか
3 日頃から利用者が抱える事故のリスクを家族と共有しているか
4 施設全体として安全管理に取り組んでいるか
5 看護職員として安全管理の責任を果たしているか
6 職員の健康管理体制が整っているか
7 高齢者虐待とは誰によるどのような行為を指すのか理解しているか
8 介護施設で発生する高齢者虐待の現状を把握しているか
9 高齢者虐待を発見した場合，どのような対応をするのか理解しているか
10 どのような行為が身体拘束にあたるか理解しているか
11 身体拘束を行うことで起こるさまざまな弊害を理解しているか
12 身体拘束を行わず，安全を確保するための指針の整備，教育，日々のケアに看護職として関わることができているか

介護事故

分類と対策

　安全管理（セイフティマネジメント）の観点からは，事故を防止するための対策と事故が

発生した場合に被害を最小化とするような対策を講じることが望まれる。

事故防止に向けた基本的活動

事故防止に向けた基本的活動には，誰が行っても確実に安全にケアができるよう施設での手順書の整備と徹底，未然防止・再発防止の視点で業務改善を行うことである。

安全手順書の整備と徹底

以下の①，②が必要となる。

① 誰でもわかるように手順が文書化されている
② 手順違反による事故が発生した場合の罰則の周知

手順を周知するとともに，その必要性を説明し納得を促し，手順を守らなくても許されるような風土はつくらないようにすることが必要となる。

事故の未然防止・再発防止の視点で業務改善

以下の①，②に分類できる。

① 施設管理上の危険のアセスメントと対処
② 利用者個々の危機把握と対処

①は設備・用具や介護動作・手順などのリスクが，②は利用者の身体機能や認知機能，生活習慣にまつわるリスクが該当する。

これらの基本的活動をするためには，職員個々や部署単位だけでなく，施設全体として以下のような取り組みをすることが重要である。

① 安全管理委員会の設置・開催
② 安全管理のための指針・マニュアルの作成
③ 職員研修の実施
④ 事故発生時の報告・連絡体制の整備
⑤ 事故の再発防止に向けてPDCAサイクル[*1]の導入

事故発生時の対応

初期対応としては，「利用者の安全確保」「情報の記録」「家族への対応」を行うが，職員個々で対応が違わないように事故対応をマニュアル化しておくことが望ましい。なお，警察への届出が必要となるような重大事故の場合は，さらに慎重な対応が必要となる。

---

*1：Plan（計画）-Do（実施）-Check（確認）-Act（改善／行動）の頭文字をとったもので，この過程を繰り返してケアの質の向上を継続的に進めていく仕組みで，事故報告を活用した業務改善に導入すると効果的である。

利用者の安全確保
利用者の状態と周辺環境を観察して必要な処置を行うことである。

情報の記録
介護記録と看護記録にそれぞれ当事者が「いつ，どこで，誰が，どのような」状態の利用者を発見したか，それに対して「いつ，誰が，何を，どのように」対応したかを正確に記録する。

家族への対応
事故発生後はすみやかに連絡し，発生状況と行っている対応をわかりやすく説明し，家族が納得できるようにすることが重要である。その際には，「誰が，どのようなタイミングで，家族の誰に対して，何を説明するか」をあらかじめルール化しておくことが必要である。また，日頃から個々の利用者が抱える事故のリスクを家族と共有すること，つまり利用者の生活行動上のリスクとそれに対する施設としての事故防止策を説明するとともに，家族にも事故防止に協力・参加してもらい，事故による家族とのトラブルを最小限にするよう努めることも重要である。

事故の原因と対策の実施

事故後は，PDCAサイクル（177ページ）にもとづき，「事故の報告」「分析」「改善策の立案」「実施」「評価」を行う。特に，改善策を立案する場合は，事故の発生機序を明らかにしたうえで根拠にもとづいたものにすると同時に，現状に即した具体的かつ実践可能な対策となるようにする。

具体的には，①いつまで，誰が，どのように実施するかが明確に記載してあるか，②実施状況がチェックされているか，③コスト・労力・効果の面から再検討が必要か，④有効であれば定着するための手順化する，ことが必要である。

看護職員に求められる責任

看護職員は自律した専門職として，自分の判断と行為の結果に対して責任を負うことが求められている。言い換えれば，判断と行為の根拠を明確に示せなければならないということである。

保健師助産師看護師法において，看護職員の業務は「療養上の世話」と「診療の補助」と規定されている。これらの業務は利用者の生命・身体に危険を及ぼす恐れがあることから，事故につながる危険を予見（結果予見義務）し，悪い結果を回避する義務（結果回避義務）がある。こうした義務を怠ることで利用者の生命・身体に危険が生じた場合は，

刑事責任（業務上過失致死傷罪など）や民事責任（損害賠償など）および行政処分（業務停止，免許取り消しなど）などの対象となることもある。

職員の健康管理体制

介護事故を未然に防ぎ，安全で快適なケアを提供するには，看護職員自身はもちろんのこと，施設職員全体の健康を守ることが求められる。

職場における法定健診やメンタルヘルス対策などにも，看護職員が積極的に関わり，組織に見合った健康管理体制を整えることに協力する必要がある。特に介護ケア施設において，腰痛を効果的に軽減するためには，職員全体の腰痛予防対策を組織として取り上げ，継続的に実施する必要がある。リスクアセスメントや労働安全衛生マネジメントの考え方が重要であり，国の腰痛予防対策指針*2なども参考に，場合によっては外部の専門家の支援も含めて検討し，知識の普及や整備を図ることが求められる。

高齢者虐待

高齢者虐待とは

「高齢者虐待の防止，高齢者の養護者に対する支援等に関する法律」（以下，「高齢者虐待防止法」）では，「高齢者」を65歳以上の者と定義しているが，65歳未満であっても介護施設等に入所（居）し介護を受ける者は「高齢者」としている。また，高齢者虐待は，①家族等高齢者の身の回りの世話をする親族・知人（養護者）による高齢者虐待と，②介護施設等で介護業務に従事する職員（養介護施設従事者等）による高齢者虐待に分けて定義される。

介護施設等の職員が行った場合に虐待となる行為を挙げる[表3-1][1]。

高齢者虐待の現状

厚生労働省の調査*3では，高齢者虐待と認められた件数は，介護施設・居宅サービ

---

*2：厚生労働省：職場における腰痛予防対策指針の改訂及びその普及に関する検討会報告書〔http://www.mhlw.go.jp/stf/houdou/2r98520000034et4-att/2r98520000034mu2_1.pdf（2018年10月1日アクセス）〕

*3：令和元年度「高齢者虐待の防止，高齢者の養護者に対する支援等に関する法律」に基づく対応状況等に関する調査結果〔http://www.mhlw.go.jp/content/12304250/000708459.pdf（2021年3月10日アクセス）〕

表3-1 養介護施設従事者による高齢者虐待の種類

i 身体的虐待	高齢者の身体に外傷が生じ，又は生じるおそれのある暴行を加えること
ii 介護・世話の放棄・放任	高齢者を衰弱させるような著しい減食，長時間の放置，その他の高齢者を養護すべき職務上の義務を著しく怠ること
iii 心理的虐待	高齢者に対する著しい暴言又は著しく拒絶的な対応その他の高齢者に著しい心理的外傷を与える言動を行うこと
iv 性的虐待	高齢者にわいせつな行為をすること又は高齢者をしてわいせつな行為をさせること
v 経済的虐待	高齢者の財産を不当に処分することその他当該高齢者から不当に財産上の利益を得ること

〔厚生労働省:市町村・都道府県における高齢者虐待への対応と養護者支援について，I高齢者虐待防止の基本，2018． http://www.mhlw.go.jp/file/06-Seisakujouhou-12300000-Roukenkyoku/1.pdf （2018年10月1日アクセス）〕

ス事業の職員によるものが2019（令和元）年度で644件であり，前年度より23件（3.7%）増加している。市町村への相談・通報件数は，2,267件であり，前年度より80件（3.7%）増加している。虐待の事実が認められた施設・事業所の種別では，「特別養護老人ホーム（介護老人福祉施設）」が190件（29.5%）で最も多く，次いで「有料老人ホーム」178件（27.6%），「認知症対応型共同生活介護（グループホーム）」95件（14.8%），「介護老人保健施設」72件（11.2%），であった[2]。介護施設・居宅サービス事業の職員による被虐待高齢者の総数1,060人のうち，虐待の種別では，「身体的虐待」が637人（60.1%）で最も多く，次いで「心理的虐待」309人（29.2%），「介護等放棄」212人（20.0%）であった[2]。

高齢者への虐待は，顕在化したものがすべてではなく，明らかになっていないものや虐待までには至らないものの，高齢者にとって不利益となるケアや扱いが背景には多数隠れているとされる。虐待を受けた高齢者のうち，277人（26.1%）の高齢者が身体拘束を受けていた[2]という事実からも，施設全体のケアの質が高齢者虐待の存在に影響を与えることが考えられる［図3-4］。

介護施設で高齢者虐待が発生したときの対応

介護施設で勤務する職員による高齢者虐待を発見した者は，その施設がある市町村へ通報する通報義務がある[3]。通報を受けた市町村は通報内容の事実確認や当該施設への調査，監査の実施を進めながら，虐待の有無や緊急性を判断し，必要時に高齢者の安全を確保するための措置を行う。

通報者は，虐待の事実を相談通報したことにより不利益を受けないよう，施設等に通報者の名前等が知られないよう配慮することや，通報したことにより解雇されるなどの不

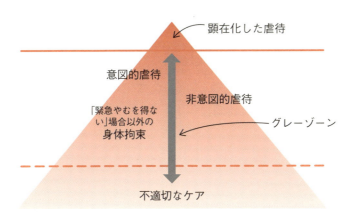

(柴尾慶次氏(特別養護老人ホーム フィオーレ南海施設長)が作成した資料(2003)をもとに作成)

図3-4 「不適切なケア」を底辺とする「高齢者虐待」の概念図
〔認知症介護研究・研修仙台センター:介護現場のための高齢者虐待防止教育システム 施設・事業所における高齢者虐待防止学習テキスト. 13, 2009. (http://www.dochoju.jp/soudan/pdf/study_text.pdf 2018年10月1日アクセス)〕

当な扱いの禁止が高齢者虐待防止法(第21条第7項)で規定されている[3]。

身体拘束

　介護保険法では,その条文のなかで介護施設において入所者の生命もしくは身体の保護のため,緊急やむを得ない場合を除き身体拘束を禁止している(介護老人保健施設の人員,施設及び設備並びに運営に関する基準,第4章,13条4)。しかし,マンパワーの不足や入所者の重度化に伴い,高齢者の安全を確保することと,自由に行動し,その人らしく生活することとのバランスが難しくなる状況が発生する場合もある。危ないからと高齢者の行動を妨げるのではなく,身体拘束を行わないという明確な施設の方針のもと,なぜその行動をしているのか,ニーズのアセスメントとそれに沿ったケアの提供が基本となる。

身体拘束にあたる行為とは

　身体拘束とは何らかの用具を使用して,利用者の自由な身体活動,あるいは利用者自身が自分の身体に通常の形で触るのを制限することとされる[4]。身体拘束にあたる具体的な行為を示す[表3-2]。直接利用者の身体に触れその動きを妨げる抑制帯(拘束帯)

表3-2 身体拘束禁止の対象となる具体的な行為

1. 徘徊しないように,車椅子や椅子,ベッドに体幹や四肢をひも等で縛る
2. 転落しないように,ベッドに体幹や四肢をひも等で縛る
3. 自分で降りられないように,ベッド柵を(サイドレール)で囲む
4. 点滴・経管栄養等のチューブを抜かないように,四肢をひも等で縛る
5. 点滴・経管栄養等のチューブを抜かないように,または皮膚をかきむしらないように,手指の機能を制限するミトン型の手袋等をつける
6. 車椅子や椅子からずり落ちたり,立ち上がったりしないように,Y字型拘束帯や腰ベルト,車椅子テーブルをつける
7. 立ち上がる能力のある人の立ち上がりを妨げるような椅子を使用する
8. 脱衣やおむつはずしを制限するために,介護衣(つなぎ服)を着せる
9. 他人への迷惑行為を防ぐために,ベッドなどに体幹や四肢をひも等で縛る
10. 行動を落ち着かせるために,向精神薬を過剰に服用させる
11. 自分の意思で開けることのできない居室等に隔離する

(厚生労働省「身体拘束ゼロ作戦推進会議」:身体拘束ゼロの手引き 高齢者ケアにかかわるすべての人に,2001より)

表3-3 「緊急やむを得ない場合」の3つの要件(3つすべてを満たすことが必要)

切迫性	利用者本人または他の利用者等の生命または身体が危険にさらされる可能性が著しく高いこと
非代替性	身体拘束その他の行動制限を行う以外に代替する介護方法がないこと
一時性	身体拘束その他の行動制限が一時的なものであること

(厚生労働省「身体拘束ゼロ作戦推進会議」:身体拘束ゼロの手引き 高齢者ケアにかかわるすべての人に,2001より)

の使用のみならず,ベッド柵で囲むことや向精神薬の過剰投与も身体拘束にあたることを施設全体で認識し,何げなく行っている行為が身体拘束につながっていないか点検する必要がある。

介護保険指定基準上,「緊急やむを得ない場合」のみ一時的に身体拘束が認められている。その場合,切迫性・非代替性・一時性の3要件[表3-3]すべてを満たすことが必要であり,かつ「一時的に発生する突発的事態」のみに限定される。さらに,緊急やむを得ない場合に該当するかどうかは個人の判断ではなく,施設全体として判断が行われ,利用者本人・家族への十分な説明,説明・同意内容の明文化,身体拘束を行う前後の利用者の心身の状態や理由,実施期間などを詳細に記録することが義務づけられている。一度行った身体拘束が漫然と行われることがないよう,モニタリングとケアの工夫を継続し,早期に解除する姿勢をもつことが重要である。

表3-4 身体拘束廃止のための5つの方針

1　トップが決意し,施設や病院が一丸となって取り組む
2　みんなで議論し,共通の意識をもつ
3　まず,身体拘束を必要としない状態の実現をめざす
4　事故の起きない環境を整備し,柔軟な応援態勢を確保する
5　常に代替的な方法を考え,身体拘束するケースは極めて限定的に

(厚生労働省「身体拘束ゼロ作戦推進会議」:身体拘束ゼロの手引き　高齢者ケアにかかわるすべての人に, 2001より)

身体拘束により起こる弊害

身体拘束をやむを得ず行うとき,関わるスタッフは利用者の安全を守るという方針のもとで実施される。しかし,身体拘束による苦痛は利用者本人はもちろん,家族や施設職員にもさまざまな弊害をもたらすことをきちんと理解する必要がある。身体拘束による弊害には下記のようなものが挙げられる。

- 身体的な弊害:利用者本人の関節拘縮や筋力低下,圧迫部位の褥瘡の発生,食欲低下,心肺機能の低下,免疫力の低下を招く。身体拘束中に無理に立ち上がろうとしたり,柵を乗り越えようとしての転倒,拘束用具による窒息につながる危険性がある。
- 精神的弊害:利用者本人に不安や怒り,屈辱,あきらめといった精神的苦痛をもたらす。また,せん妄や認知機能の低下を招く。利用者家族も身体拘束をされている本人をみたとき,混乱や罪悪感,後悔に苛まれる場合がある。施設職員も自らのケアに対して自信や誇りをもてなくなり,全体の士気が低下する。
- 社会的弊害:施設職員の士気の低下,社会からの介護保険施設に対する偏見,不信を招く。利用者の心身機能の低下によりさらに医療的介入が必要となり,医療経済に影響を及ぼす可能性がある。

これらの弊害を常に意識し,身体拘束に頼らないケア技術を磨いていく必要がある。

身体拘束をなくするために

身体拘束がない施設はそれを維持すること,身体拘束がある施設はなくすること,それは容易なことではない。しかし,組織全体が利用者やその家族の尊厳を守り,職員も誇りをもってケアができるためには,皆が共通目標をもって取り組みつづけることが求められる[表3-4]。

チェック項目

1 利用者に起こりうる事故を想定し，対策を講じているか
   1) 安全のための手順が徹底されている
   - ☐ 職員の誰もがわかるように手順書が明文化され周知されている
     → 看護手順，介護手順，事故防止・事故発生時対応マニュアルなど
   - ☐ 手順を守らなくても許されるような風土がなく，手順違反による事故が発生した場合の罰則が周知されている

   2) 危険発見活動が行われている
   - ☐ 施設管理上の危険をアセスメントし対応している
     → 設備・用具などのリスク，介護動作と手順などが適切である
   - ☐ 利用者個々のリスクをアセスメントし，対応している
     → 身体機能，認知機能，生活習慣など

   3) 事故対策は，根拠にもとづき現場で実施可能なものになっている
   - ☐ いつまで，誰が，どのように実施するかが明確に記載されている
   - ☐ 実施状況がチェックされている
   - ☐ コスト・労力・効果の面から再検討が必要か検討している
   - ☐ 有効であれば定着するための手順化をしている

2 事故発生時の適切な対応を理解しているか
- ☐ 利用者の状態と周辺環境を観察して必要な処置を行っている
- ☐ 介護記録と看護記録に事故発生時の状況を正確に記録している
  → 発見時の利用者の状況:「いつ，どこで，誰が，どのような」状態であるか
  → 発見時の対処状況:「いつ，誰が，何を，どのように」対応したか
- ☐ 事故発生後は家族にすみやかに連絡し，発生状況と行っている対応をわかりやすく説明している
- ☐ その事故は，防げない事故だったのか，防ぐべき事故であったのかを評価している

3 日頃から利用者が抱える事故のリスクを家族と共有しているか
- ☐ 利用者の生活行動上のリスクをわかりやすく説明している
- ☐ 利用者の抱えるリスクに対して，どのような事故防止策を行っているかをわかりやすく説明している
- ☐ 家族にも事故防止の協力を依頼している

4 施設全体として安全管理に取り組んでいるか
- ☐ 安全管理委員会が設置され，適切に開催されている
  - →定期開催は月1回程度，重大事故時は臨時開催されているか
- ☐ 安全管理のための指針・マニュアルを作成し，活用している
- ☐ 事故発生時の報告・連絡がスムーズに行えている
- ☐ 事故の再発防止にむけてPDCAサイクルを導入し，活用している
- ☐ 安全管理に関する職員研修を実施している

5 看護職員として安全管理の責任を果たしているか
- ☐ 専門職である看護職員には注意義務があることを理解している
- ☐ 日頃のケアにおける自分の判断と行為の根拠は，いつも明確に示すことができる
- ☐ 利用者の生命が脅かされるような緊急事態では，必要時，看護職員がリーダーシップを発揮している

6 職員の健康管理体制が整っているか
- ☐ 職員全員が必要な法定健診や健康教育を受け，健康管理に役立てている
- ☐ 職員のための労働安全衛生管理対策がとられている(衛生委員会の定期的開催など)
- ☐ 腰痛予防対策やメンタルヘルス対策など，必要な健康管理が行き届いている

7 高齢者虐待とは誰によるどのような行為を指すのか理解しているか
- ☐ 「高齢者虐待防止法」における「高齢者」の定義を理解している
- ☐ 高齢者虐待にあたる行為には，さまざまな行為があることを職員に教育している

8 介護施設で発生する高齢者虐待の現状を把握しているか
- ☐ 介護施設で発生する高齢者虐待の件数や，起こりやすい虐待の種類を研修内容に盛り込んでいる
- ☐ 顕在化した虐待の背景には，不適切なケアが潜在的に行われていることが多いことを職員が理解している

9　高齢者虐待を発見した場合，どのような対応をするのか理解しているか
- ☐ 高齢者虐待を発見した者は市町村に通報義務があることを周知している
- ☐ 高齢者虐待を通報した者に不利益が生じないように市町村は配慮することや，施設側が解雇等不当な扱いを高齢者虐待防止法で禁止していることを施設全体が理解している

10　どのような行為が身体拘束にあたるか理解しているか
- ☐ 自分たちの行うケアが身体拘束禁止の対象となる具体的な行為[表3-2]（182ページ）の11項目に該当していないか定期的に振り返りをしている
- ☐ 身体拘束を行っている場合，「緊急やむを得ない場合」の3つの要件[表3-3]（182ページ）がすべて満たされている
- ☐ 「緊急やむを得ない場合」であっても，身体拘束を行う場合の施設全体の判断，本人・家族への説明，記録，カンファレンスを行い，一時的な実施に留まるように体制が整備されている

11　身体拘束を行うことで起こるさまざまな弊害を理解しているか
- ☐ 身体拘束を行うことで利用者に起こる不利益を理解している
- ☐ 身体拘束を行うことで利用者家族に起こる不利益を理解している
- ☐ 身体拘束を行うことで施設職員，施設，社会全体に起こる不利益を理解している

12　身体拘束を行わず，安全を確保するための指針の整備，教育，日々のケアに看護職として関わることができているか
- ☐ 身体拘束防止に関する研修を施設で実施している
- ☐ 「身体拘束を必要としない状態」とはどのような状態か施設全体で検討している

感染管理

介護施設は,感染症に対する抵抗力が弱い高齢者が集団で生活する場のため,感染管理が重要である。どんなに注意していても,ひとたび病原体が持ち込まれるとまたたく間に感染が広がり,時には利用者の生命を脅かすことになりかねない。このため,「感染を持ち込ませない,広げない,重症化させない」ことが,感染管理の基本となる。

チェックポイント

1. 感染管理のための基本的対応をしているか
2. 感染症の早期発見・対処に努めているか
3. 感染管理体制が機能しているか

感染管理のための基本的対応

　感染管理のためには以下の①〜⑥のような対応を行う。さらに,標準予防策を遵守すること,感染経路別予防策は標準予防策に加えて行うことが必須である。

① 標準予防策:手洗い,個人防護具の使用(手袋,マスク,エプロンなど),環境対策(排泄物・吐物の取り扱い,リネンの処理,日常清掃など)
② 感染経路別予防策(隔離を含む)[表3-5]:接触感染予防策,飛沫感染予防策,空気感染予防策
③ 器材等の洗浄・消毒・滅菌:対象物による消毒方法[表3-6]
④ 身だしなみ:髪型,ユニフォーム,手・爪,靴
⑤ ワクチン接種:インフルエンザ,肺炎球菌
⑥ 利用者,家族の協力:手洗い・手指消毒の励行,感染症発生時の面会制限,持ち込み食品の消費期限・保存状況の確認

表3-5 感染経路別対策における隔離の原則

感染経路	病原微生物	隔離の原則
空気感染	結核, 麻疹ウイルス, 水痘, 帯状疱疹ウイルスなど	原則として個室隔離
飛沫感染	髄膜炎菌, 百日咳菌, インフルエンザ, マイコプラズマ, 風疹ウイルス, COVID-19, ムンプスウイルスなど	原則として個室隔離, 個室確保が困難なときは集団隔離
接触感染	MRSA, VRE, MDRP, アデノウイルス, ムンプスウイルス, 疥癬, クロストリジウム・ディフィシル腸炎, ノロウイルスなど	原則として個室隔離, 個室確保が困難なときは集団隔離

(佐渡山尚子:患者の隔離の基本と落とし穴. 大湾知子, 藤田次郎編:もっといい方法がみつかる目からウロコの感染対策. 南江堂, 43, 2012. より許諾を得て改変し転載)

表3-6 対象物による消毒方法

対象	消毒方法
手指	・アルコール含有消毒薬:ラビング法(30秒間の擦式) 　　　　　　　　　　　　ワイピング法(拭き取り法) ・スクラブ剤による洗浄(消毒薬による30秒間の洗浄と流水)
嘔吐物, 排泄物	・嘔吐物や吐物や吐物で汚染された床は, 手袋をして0.5%次亜塩素酸ナトリウムで清拭する
差し込み便器(ベッドパン)	・熱水消毒器(ベッドパンウォッシャー)で処理(90℃ 1分間) ・洗浄後, 0.1%次亜塩素酸ナトリウムで処理(5分間)
リネン・衣類	・熱水洗濯機(80℃ 10分間)で処理し, 洗浄後乾燥させる ・次亜塩素酸ナトリウム(0.05~0.1%)に浸漬後, 洗濯, 乾燥させる
食器	・自動食器洗浄器(80℃ 10分間) ・洗剤による洗浄と熱水処理で十分である
まな板, ふきん	・洗剤で十分洗い, 熱水消毒する ・次亜塩素酸ナトリウム(0.05~0.1%)に浸漬後, 洗浄する
ドアノブ, 便座	・消毒用エタノールで清拭する
浴槽	・手袋を着用し, 洗剤で洗い, 温水(熱水)で流し, 乾燥させる
カーテン	・一般に感染の危険性は低い。洗濯する ・体液などが付着したときは, 次亜塩素酸ナトリウムで清拭する

(厚生労働省:平成24年度老人保健健康増進等事業, 介護施設の重度化に対応したケアのあり方に関する研究事業, 高齢者介護施設における感染対策マニュアル. 平成25年3月)

感染症の早期発見・対処のための視点

　感染症が流行している時期は, 施設内外の発生動向を毎日確認し, 保健所などからの情報提供や指示をもとに予防対策を強化する。また, この時期は施設職員や家族が媒介者となる場合もあるので, 感染症が疑わしい症状のある職員の勤務や家族の面会

表3-7 介護施設における頻度の高い感染症

感染症	頻度
下気道感染症（気管支炎，気管支肺炎，肺炎，膿胸など）	62%
尿路感染症	25%
胆道感染症（胆囊炎，胆管炎）	4%
軟部組織感染症（蜂窩織炎など）	3%
その他	7%

（德田安春：Dr.徳田のバイタルサイン講座．日本医事新報社，96，2013．より一部改変）

表3-8 介護施設で注意すべき感染症

利用者および職員が感染し媒介者となるもの	インフルエンザ，感染性胃腸炎（ノロウイルス，ロタウイルス），結核，疥癬（角化型疥癬），腸管出血性大腸菌感染症（O-157など），COVID-19
血液・体液を介して起こるもの	ウイルス性肝炎（B型・C型）
抵抗力の落ちた人に起こりやすいもの	MRSA感染症，緑膿菌感染症，レジオネラ症，尿路感染症（大腸菌など），肺炎，蜂窩織炎，白癬など

の制限なども行う。

　感染拡大や悪化を防ぐためには，感染が疑われるケースをすみやかに発見することが重要である。集団感染となりやすい感染症によくみられる発熱，呼吸器症状（咳，くしゃみ，痰），咽頭痛，鼻汁，消化器症状（嘔吐，下痢，腹痛など）の観察は常に行う必要がある。また，介護施設の利用者に頻度の高い感染症［表3-7］や注意すべき感染症［表3-8］も念頭におき，早期発見・対処に努めることも大切である。

感染管理体制の整備

　感染管理のために，「感染症の予防及び感染症の患者に対する医療に関する法律（感染症法）」「指定介護老人福祉施設の人員，設備及び運営に関する基準」などにもとづき，以下の体制を整備する。なお，感染対策マニュアルとしては，厚生労働省の「高齢者介護施設における感染対策マニュアル」（平成25年3月）[*1]等を参考にされたい。

　①感染対策委員会の設置

---

*1：http://www.mhlw.go.jp/topics/kaigo/osirase/tp0628-1/dl/130313-01.pdf（2018年10月1日アクセス）

②感染対策指針・マニュアルの作成
③職員研修の実施
④感染症発生時の報告・連絡体制の整備

　これらの体制が十分に機能し，現状に即した具体的かつ実践可能な対策が取られることが重要である。

　また，感染対策は進化が著しい。そのため，常に新しい情報が得られるようにしておかなければならない。感染予防に関するガイドラインは，新たなエビデンスが明らかになるとともに見直され，新興感染症への対応などが求められるからである。

　職員研修では実践的に感染(拡大)予防を行うため，知識だけでなく，技術演習も必要である。代表的なものには正しい手洗い方法を実技を交えて学ぶ手洗い実習や，感染性胃腸炎の吐物・排泄物の処理方法があり，これが的確にできるか否かで感染拡大範囲が大きく異なる。

感染発生時の看護職員の役割

　ひとたび感染が発生したときには，①感染発症者への医療的対応(薬物療法，通院援助など)，②利用者および職員の感染状況の調査，③感染拡大を防止するための隔離，消毒の徹底，④家族，行政などへの報告をすみやかに実施する。これらの活動をいかにスムーズに施設横断的にできるかが，感染の拡大，重症化を防ぐ鍵となる。

　このように，感染管理は介護施設での数少ない医療職である看護職員の腕の見せどころともいえる。

チェック項目

1 感染管理のための基本的対応をしているか
- ☐ 標準予防策を日々のケアで遵守している
- ☐ 感染発生時は，標準予防策に感染経路別予防策を加えて実施している
- ☐ 器材の洗浄・消毒・滅菌を適切に行っている
- ☐ 職員の身だしなみは清潔である
- ☐ 職員や利用者に必要なワクチン接種を勧奨している
- ☐ 感染予防について利用者と家族の理解と協力が得られるよう働きかけている

2 感染症の早期発見・対処に努めているか

1) 感染を持ち込ませない
- ☐ 感染症の流行時期は，施設内外の発生動向を毎日確認している
- ☐ 保健所などからの感染症に関する情報提供や指示をもとに予防対策を強化している
- ☐ 職員や家族が媒介者とならないよう，感染症が疑わしい症状のある職員の勤務や家族の面会を制限している

2) 感染のサインがないか，常にモニタリングをしている
- ☐ どのような微生物による感染症が多いか理解している
- ☐ 感染症状のある職員や利用者をすみやかに発見するよう努めている
  - →発熱，呼吸器症状（咳，くしゃみ，痰），咽頭痛，鼻汁，消化器症状（嘔吐・下痢，腹痛など）の有無の観察
- ☐ 利用者に頻度の高い感染症を念頭におき，観察している

3) 感染発生時はすみやかに対応している
- ☐ 感染発症者への医療的対応（薬物療法，通院援助など）を行っている
- ☐ 利用者および職員の感染状況を調査している
- ☐ 感染拡大を防止するための隔離，消毒を徹底している
  - →介護職員，調理や清掃に関わる職員などへも指導を徹底する
- ☐ 家族，行政などへの報告をすみやかに実施している

3 感染管理体制が機能しているか

- ☐ 感染対策委員会が設置され，適切に開催されている
  - →定期開催は3か月に1回以上，感染症流行時期や集団感染の疑いがある場合は随時開催
- ☐ 感染対策指針・マニュアルを作成し，活用している
- ☐ 感染発生時の報告・連絡を迅速に行っている
- ☐ 感染管理に関する職員研修を実施している
  - →知識だけでなく，実技演習もしているか

記録と個人情報の取り扱い

記録は，利用者の状態変化を適切に記録に残すことにより，チーム内でその情報を共有し，同一の意識をもって利用者の自立支援に向けて継続的なケアを提供するために，重要な役割を果たす。

看護職員には，利用者と関わり，どのようなケアを行ったのか，看護職員の視点できちんと記録に残す役割がある。その際，専門職の職務として，守秘義務を遵守し，個人情報の保護に努めなければならない。

チェックポイント
1 利用者の介護を実施するために必要な記録が適切かつ客観的に書かれているか。
2 情報を共有することにより，チームとして連携を図りながら，アプローチを行っているか。
3 ケアプランにもとづいたケアの記録が書かれているか。
4 個人情報保護について配慮されているか。

看護職員の書く記録の役割

　介護保険法には詳細な記録の規定はないが，各サービスの運営基準に記録の規定がある。記録の枠組みはそちらに則って行う。

　介護施設においても，看護職は利用者それぞれにどのようなケアを行ったのかを記録に残すことが必要である。利用者の状態変化を適切に記録に残すことにより，介護職員など，チーム内での情報を共有し，同一の意識をもった利用者への継続的なケアの提供が可能になる。

　また，医療者の視点から書かれた記録は医療的ケアの必要な利用者のケアプラン作成や振り返りのときの資料になる。その際，多職種が見ることを前提に，専門用語の羅列ではなく，わかりやすく記述する配慮が必要である。それによって，多職種が利用者を注意深く観察するようになったり，ケア内容が適切だったか，記録をもとに振り返るなど，意

識の向上を促すことにつながる。また記録は，利用者や家族へ説明や情報提供をするときや，利用者が医療機関を受診するときには体調の変化がわかる資料ともなる。

そのほか，記録は事故や訴訟の際の公的な証拠ともなりうる。

記録を書くときのポイントと記載基準

記録の役割をふまえ，記録を書くうえでは，事実をありのままの形で，誰が読んでもわかるように書く必要がある。ただし，専門職の職務として，守秘義務（保健師助産師看護師法42条の2，違反した場合は罰則あり）を遵守し，個人情報の保護に努めるとともに，他者と共有する場合は適切な判断をもとに実施する必要がある。

また，記録の記載基準を施設で決めておき，その基準に沿って記録する。

ポイント

- 客観的事実を正確に，誰が読んでもわかりやすく書く。
- 自分が行ったケアの内容は，その日のうちに本人が書き残すことが大切である。
- 記録は，看護職員が，利用者の生活を適切に援助したことを証明する文書となる。

記録の記載基準の例

- 改ざんは行ってはならない。

  使用するペンの種類
  - 改ざんを防ぐために，えんぴつや消せるペンではなく，ボールペンを使用する。
  - 色はコピーをする場合などを考え，黒色が望ましい。

  訂正するとき
  - 文章を訂正するときは，二重線を引いて訂正する。
  - 修正液や修正テープの使用は禁止。
  - 上から紙を貼り付けて書くのも禁止されている（訂正前の文章がわかる形にしておく）。

  記録者としてサインするとき
  - 文章の最後などにサインする場合は印鑑などではなく，直筆でサインする。

  空白があるとき
  - 記録用紙に空白の行が出るときは，「斜線」を引いたり，「以下，◯行余白」などと記

入し，記入漏れでないことを示す。

追記するとき
- 書き加える箇所に日付および「追記」と明記し，内容を記入して記録者名を必ず書く。
- 紙を貼ったり，余白に書き込むことはしない。
- 追記は必要最小限にとどめるのが望ましい。
- 施設内での規定を作成・明文化し，組織内で周知徹底する。

略語を使用するとき
- 施設内で略語を作成し，明文化したものを規定に従って使用するのがよい。

＊略語とは，ある語の一部を何らかの方法で省略または簡略化した単語をいう。

例）血圧：BP（blood pressureの略）
　　看護師：NS（nurseの略）
　　病院：HP（hospitalの略）
　　生活の質：QOL（quality of lifeの略）

内容を書くときに注意すること
- 施設内の規定にない略語や表現は使用しない
- 誤解を招くような表現はしない
- 人権を侵害する表現はしない
- 命令的な表現はしない
- 記録は書き漏れがないようにする
- 公文書であることを意識する
- 誤字・脱字に注意する

個人情報の取り扱い
- 個人情報保護法では，「生存する個人に関する情報であって，当該情報に含まれる氏名，生年月日その他の記述などによって特定の個人を識別できるもの（他の情報と容易に照合することができ，それによって特定の個人を識別することができることとなるものを含む），または個人識別符号が含まれるもの」と定義されている
- 業務上，知り得た利用者の個人情報は，その取り扱い，情報共有のための会話をする場所や相手，その内容は十分配慮を要する。
- 個人情報の取得や第三者提供には，原則として本人の同意が必要であり，オプトアウトによる第三者提供は認められていない
- 勤務中だけでなく，自宅や外出先でも，細心の注意を払う必要がある。
- 自分の家族であっても利用者の個人情報は漏らしてはならない。外出先や会話が

漏れるような場所では，たとえ同僚同士であっても利用者についての話は慎む。
- SNSやブログなどでの扱いにも注意する（利用者個人が特定できないようにする）

記録の種類と特徴

記録の種類と特徴を表3-9に示す。記録にはこのほかに，褥瘡アセスメント用紙，口腔アセスメント用紙，看護サマリーなど，施設で取り決めた記録用紙がある。

表3-9 記録の種類と特徴

種類	使用方法	特徴	メリット（◎）／デメリット（△）	例
利用開始時情報用紙	利用開始日に作成する	利用者の基本情報を記載。現在の状態を把握し，アセスメントに役立てる	◎正しい情報を把握することにより，ケア計画や目標が立てやすく，ケアに反映させやすい △事前情報と違っていることがあり，方向性の修正が必要	図3-5
ケアシート	毎日のケアを記入する	ケアの継続性が一覧できる	◎状態の変化が把握しやすい △利用者の反応が把握できない	図3-6
看護・介護計画	利用者1人ひとりに具体的ケア計画を立てる	チームで統一したケアの提供に役立てる	◎チームで統一したケアが提供できる △随時，アセスメントして修正が必要	図3-7
経過記録（経時記録）	SOAP方式*)	問題ごとに書いてあるのでケアが明確になる	◎思考の流れが一目瞭然であり，根拠にもとづいたケアにつながる △考え方や書き方に慣れていないとわかりづらい	
	経時記録	実施したケアと利用者の反応を経時的に記録する	◎時系列で記載されているので，利用者の状態と実施されたケア内容がわかりやすい △内容が長いと要点がわかりにくい	図3-8
事故報告書	施設内で事故が起こったときに使用	課題を共有し再発防止に役立てる	◎事故の内容が明確になり，原因の究明に役立ち再発防止につながる △事故に対応した職員の心理的ストレスになることがある	図3-9
業務日誌	利用者の全体の状況を書く	交代勤務者や他職種へ申し送るときに全体を把握しやすい	◎重要なポイントと全体の状況を把握しやすい △これだけに頼ってしまうと見落とす事項が出てきてしまう	

*) S：主観的データ（患者の話など），O：客観的データ（身体観察・検査からの情報），A：アセスメント（S・Oの情報の評価），P：計画（ケア指針）

入　所	H29年　6月　9日　㋐m／pm	記入者	佐藤　良子
生年月日	明・大・㋮　5年　1月　1日　（88歳）	介護区分	独歩・㋪送・担送
フリガナ	タナカ　ダイ	性別	居室　　　　　111号室
氏　名	田中　大　　　　様	㋲・女	転倒スコア　転倒リスクの説明
一般所見			㋛・済（　　　　　）

- 体　温　　36.3　℃　　　　脈　拍　　　85回／分　　（㋚）不整
- 血　圧　　150／90　　　　SPO²　　　96　％
- 身　長　　153 cm　　　　体　重　　　55 kg

身体状況	□浮　腫	■麻痺・拘縮	□皮下出血	□発疹・発赤	□褥　瘡
	□その他	（　　　　　　　　　　　　　　　　　　　　　　　　　　　　　）
問題行動	□なし	■帰宅願望	□介護抵抗	□昼夜逆転	□暴言暴行
	□収集癖	□放尿	□放便	□徘徊	□盗食
	□その他	（　　　　　　　　　　　　　　　　　　　　　　　　　　　　　）
精神症状	□なし	□幻覚	□妄想	□失見当	□抑うつ
	■記憶障害	□独語・作話	□大声	□奇声	□興奮
	□その他	（　　　　　　　　　　　　　　　　　　　　　　　　　　　　　）
言語障害	□なし	□聞きとりにくい	□話せない		
聴覚障害	□なし	□聞こえにくい	□全く聞こえない	■補聴器（右のみ　　　　）
視覚障害	■なし	□見えにくい	□全く見えない	□眼鏡（　　　　　　　　）

図3-5　利用開始時情報用紙

　記録は事実を，取り決めたルールに従い，その日のうちに記録するものである。
　自分たちが，実施したケアの証明になると同時に，わかりやすい記録を書くことで，職種間の情報の共有に役立ち，次のケア提供時に活用することで，よいケア提供につながる。

記録の書き方

利用開始時情報用紙

　利用開始情報用紙は，1号用紙やアナムネ用紙などとも呼ばれる。利用開始日に，利用者についての基本的な情報を得るため，本人や家族から情報提供を受けて作成する。利用者の氏名，利用開始までの経過，現在の状態，これまでの病気の治療の記録など，個人情報が記載されている。そのため，取り扱いには注意が必要である[図3-5]。

注意すべき点
- 記入者名がフルネームで書かれているか(同姓のスタッフが勤務している場合があるので，記入者名はフルネームで書くことが望ましい)。

平成30年						ケアシート								チームスタッフ名	
111号室 田中 大 様 介護度3														佐藤 良子	
月／日		1／8(月)		1／9(火)		1／10(水)		1／11(木)		1／12(金)		1／13(土)		1／14(日)	
時間		排泄	水分	排泄	水分	排泄	水分	排泄	水分	排泄	水分	排泄	水分	排泄	水分
0															
1															
2		○													
中略															
21		○	△1												
22															
23															
水分補給		cc		cc		cc		cc		cc		cc		cc	
記号		○：排尿　　△：排便　　少：便少量　　付：便付着 便形状下記参照し△内に記入													
		拒：排泄拒否　　W：陰洗施行　　P：ポータブルトイレ使用　　その他量等は適時記入													
		便形状1：コロコロ便　2：硬便　3：やや硬便　4：普通便　5：やや軟便　6：泥状便　7：水様便													
ADL		移動(車イス)　　移乗(介助)　　食事(自立)　　排泄(介助)　　入浴(一般浴)　　口腔ケア(一部介助)													
食事	朝：主／副	全／全		／		／		／		／		／		／	
	昼：主／副	／		／		／		／		／		／		／	
	夜：主／副	／		／		／		／		／		／		／	
	おやつ	半分													
口腔	口腔体操	○													
	歯磨き	○													
清潔	整容	自立													
	更衣	○													
	入浴														
	リネン交換	済													
	爪切り														
	耳かき														
	髭剃り	自立													
体位変換		自立													

図3-6 ケアシート

- 利用者の生年月日の欄に年齢が入っているか。
- 利用者の名前のフリガナを省略していないか。
- チェック項目のチェックボックスにチェックが入っているか。
- 身体状況についてチェックされた項目の該当部位が細かく書かれているか。

ケアシート

　ケアシートは毎日必ず実施する基本的なケアや食事量，水分量，排泄の様子，入浴の有無などを，ケアプランに沿って毎日実施できているかどうかの確認のために記録する。毎日行っているケアが一覧でき，家族に説明するときや利用者が体調を崩し，入院するときなどに役立つ情報である[図3-6]。

　<u>注意すべき点</u>
- 記入漏れがないか。

フリガナ	タナカ ダイ		生年月日	昭和 5 年 1 月 1 日	日常生活自立度	A2	介護度	要介護3	記入日時	H 29 年 6 月 9 日
氏 名	田中 大	様	年齢	88	性別	男性	認知症自立度	Ⅱa	転倒スコア	Ⅱ	記入者	佐藤良子
生活状況・援助方法（アセスメント）					備考（看護計画）				評価記入日	H 29 年 6 月 9 日
食事	近日3日間の平均	主食 8 割　副食 10 割	水分の摂取が少なめなので，摂取を促す。		
		水分　500　ml			
	問題	☑なし　□あり			
	前月との体重増減	増減　−0.5　kg	下肢に浮腫があるため，夜間臥床時，下肢挙上する。		
	現在の体重	体重　55　kg			
	浮腫	□なし　☑あり			
口腔内	問題	□なし　☑あり	入れ歯の不具合があるため，食事を観察する。		
排泄	排便状況	□良い　☑不良	便秘のため，排便コントロールが必要。		
	排便コントロール	□なし　☑あり	便がマイナス3日のときは下剤を服用。		
	排尿状況	□良い　☑不良			
褥瘡	問題	☑なし　□あり			
	チェックリスト	＊　　点			
バイタル	問題	☑なし　□不良			
内服	内服薬変更	☑なし　□あり			
	与薬の工夫	☑なし　□あり			
医療処置	治療中の疾患	□なし　☑あり	入れ歯の不具合があるため，食事を観察する。		
	皮膚科処置	☑なし　□あり			
	血糖コントロール	☑なし　□あり			
	定時採血の予定	(　　　　　　　)			

図3-7　看護・介護計画

- 異常があった場合，他職種と共有しているか。
- 決められたルールに沿って書かず，勝手に変更していないか。

看護・介護計画

　看護・介護計画は，利用開始時に提供された利用者のニーズや心身機能などの情報にもとづき，目標を設定し，具体的なケア計画を作成するものである。チーム内で目標に向かって統一されたケアを提供するときに参考にする［図3-7］。

注意すべき点
- 計画が具体的か。
- 状態が変わり，ケアを変更したときにケアプランの見直しができているか。
- 本人・家族の意向が反映されているか。

経過記録（経時記録）

　経過記録は，日付，時刻，利用者の様子，会話，ケアの内容，観察して気づいたことを経時的に整理して記入する。毎日，ケア後に記入するので最新の利用者の状況が把握

月・日		時間	項目	記事	記入者
10	8	22:00	巡視	居室訪問時，田中さんがベッドの横で右側臥位で横たわっているのを発見した。「どうなさいましたか？」と声をかけると，トイレに行こうとして，ベットから降りたときに，バランスを崩し，転倒したと話された。すぐに外傷等がないか，体のチェックを行い，痛みがあるかなどを聞き，看護職員に状態を連絡した。	佐藤よ

氏名　田中　大　　　　様

看護・介護経過記録

図3-8　経過記録（経時記録）

できる。

　情報共有の大切な資料となり，多職種が記入でき，実施したケアの効果が利用者の変化として見えるものである[図3-8]。

注意すべき点

- 会話の通りに記録しているか。
- 見たままの通りに記述しているか。
- 憶測で書かれていないか。
- 誤解を招く表現が使用されていないか。
- 事故報告書に書いてあるからと事故の経過を省略していないか。
- 口頭で申し送られたことは，申し送られたこととして記録しているか。
- 間違えた部分が塗りつぶされていないか。

事故報告書

　施設内の規定にある事故が起こったときは，最初に対応した職員や当事者が事故報告書を記入する。事故報告書は，個人の責任を問うものでなく，組織全体の問題としてとらえ，職員間で課題を共有し，原因の究明や再発防止につながるものである。

							平成30年1月2日	
						報告者	佐藤 良子	
1・②・3・通所	氏名	田中 大	⑨女	88才	介護度 3	転倒スコア数 *点	独歩・杖・歩行器・⑨車椅子 身体拘束 有・⑨無	
日　時	平成30年 1月2日(火)　㊤AM・PM　10:00　発生・⑨発見							
事故の種類	⑨転倒・転落　□歩行時　□立上り　□移乗時 ■トイレに行こうとした　□物を取ろうとした 誤嚥・誤飲・離棟・離設・誤薬・処置・リハビリ・食事・暴力 その他(　　　　　　　　　　　　　)							
場　所	⑨居室・ベッドサイド・(　F)食堂・診察室・(　F)廊下・洗面所 (　F)浴室／脱衣所・その他(　　　　　　　　　　　)							
事故レベル	0. 事故が起こりそうな状況，環境に前もって気づいた（インシデント） 1. 事故が起きた(思われる)が，利用者様に変化がなかった。 ②. 事故が起き(思われる)，一時的に様子観察が必要となったが治療の必要はなかった 3. 事故が起き(思われる)，治療が必要となった 4. 事故が起き(思われる)，病院への受診が必要となった 5. 事故が起き(思われる)，入院となった 6. 事故が死因となった。							
発生(発見)時の 状況および処置	巡視時，ベットの横に右側臥位で横たわっているのを発見する。 本人に声を掛け，介助にて再度ベッドに臥床する。 全身状態を観察し，特に外傷等無く，経過観察とする。							
原因に対する分析 主な原因1つ ○ 他考えられる原因 △	あせり・多重課題・○確認不足・観察，管理不足・機器の操作ミス △利用者への説明不足・職員の不注意・指示ミス・経験不足 その他(　　　　　　　　　　　　　　　　)							

図3-9 事故報告書

また，事故報告書は介護保険法および施設運営の基準で，介護サービス提供により事故が発生した場合には管轄の市町村と家族にすみやかに連絡を行い，必要な措置を講じる義務がある。この記録は，2年間保存することとなっている[図3-9]。

注意すべき点
- 憶測や主観で書いていないか。
- 時間や場所を具体的に書いてあるか。
- 最初に発見した人が記入しているか。
- 原因を追求し，再発防止の対策が書かれているか。

Column　看護記録に関する指針

2018（平成30）年5月，日本看護協会より「看護記録に関する指針」（https://www.nurse.or.jp/home/publication/pdf/guideline/nursing_record.pdf）が出された。

その記載基準は，看護記録だけでなく，介護施設で作成される記録類作成時の注意事項の参考になると思われるので一部を抜粋して紹介する。

看護記録の目的
1) 看護実践を証明する
2) 看護実践の継続性と一貫性を担保する
3) 看護実践の評価および質の向上を図る

看護記録の記載基準時の注意点
1. 正確性の確保

看護記録の正確性を確保するために，以下の点に留意する必要がある。

①事実を正確に記載する

②記載した日時と記載した個人の名前を残す

③記載した内容を訂正する場合，訂正した者，内容，日時がわかるように行う。さらに，訂正する前の記載は読み取れる形で残しておく

④追記する場合は，いつの，どの箇所への追記であるかがわかるようにする

記録の改ざんとは，記録の全部または一部を意図的に，事実と異なる内容に書き換えることをいう。看護記録の改ざんは行ってはならない。看護者の倫理綱領に反するばかりでなく，法的には刑事責任が問われ，処罰の対象となる可能性がある。

2. 責任の明確化

看護職は自身の記載に責任を負うことから，看護記録に自身の看護実践を記載することが基本である。

3. 使用する用語や略語

用語は施設内で，できるだけ同じものを使うことが望ましい。また，略語は施設内で統一する。施設内で用語や略語を定める際は，国による保健医療情報分野の標準規格，医学系学術団体の発行するガイドライン等に掲載の略語，用語辞典等を参考にする。

看護記録を記載する際は，用語が示し概念や略語の正式名称が示す意味を十分理解し，事実を正確に表す用語や略語を選んで使用する。

チェック項目

1 **利用者への介護を実施するために必要な記録が適切かつ客観的に書かれているか。**
   - ☐ 利用者の名前は，正しく楷書で書かれているか（※）
   - ☐ 日付や時刻は24時間表示で書かれているか（※）
   - ☐ 行を無意味に空けていないか
   - ☐ 誤字・脱字はないか
   - ☐ 記録の訂正や追記は正しく行われているか（修正液を利用したり，紙を貼っていたりしていないか）
   - ☐ 略語は施設内で取り決めたものが正しく用いられているか
   - ☐ 利用者の状態は具体的に書かれているか
   - ☐ 憶測や主観で書いていないか
   - ☐ 事実が書かれているか
   - ☐ 記入者の氏名がフルネームで書かれているか（※）
   - ☐ 利用者や家族が話した言葉はそのまま書かれているか
   - ☐ 記録の内容の監査が委員会等で定期的にされているか

   ※：施設での基準に則っていれば，記載の通りでなくても構わない

2 **情報を共有することにより，チームとして連携を図りながら，アプローチを行っているか。**
   - ☐ 利用者の反応まで具体的に書かれているか
   - ☐ 利用者の介護経過が明確になるよう経時的に書かれているか
   - ☐ 利用者の状態により他職種との協働が必要な場合には，適切なアプローチが行われているか

3 **ケアプランにもとづいたケアの記録が書かれているか。**
   - ☐ ケアを提供するときに，ケアプランの内容を意識しているか
   - ☐ 実施したケアを評価しているか
   - ☐ 統一したケアが提供されているかを確認しているか

- [ ] ケアプランの見直しがされているか

4　個人情報保護について配慮されているか。
- [ ] 業務上知り得た情報はすべて個人情報として取り扱われているか
- [ ] 人権・人格を侵害するような表現が書かれていないか
- [ ] 利用者や家族から見えるような場所で記録を書いていないか
- [ ] 施設内での会話であっても個人情報に配慮がされているか
- [ ] 個人情報等が書かれたメモは施設内で適切に廃棄されているか
- [ ] 勉強会などで利用する情報から個人が特定できないように配慮されているか

参考：日本看護協会のホームページに，「在宅・介護領域における『多種性情報共有シート』」があり，ダウンロードが可能である〔http://www.nurse.or.jp/nursing/zaitaku/kaigoshisetsu/（2018年10月1日アクセス）〕」

Chapter 4
専門的知識・技術の習得と充実のための体制づくり

研修体制

看護学生の実習

研修体制

利用者に提供するケアの質には，職員1人ひとりの資質が大きく影響する。多職種からなる全職員が組織の理念や法令遵守の重要性を理解したうえで，それぞれの職種の専門性をいかして業務ができるような研修が必要である。

看護職員は，医療・看護の立場で利用者の生活を支援し，施設の安全管理等のマネジメントを担う役割もあることから，研修のリーダー的役割を担うことが望ましい。

チェックポイント

1. 自施設の研修の体制は確立しているか
2. 自施設のニーズに合った研修を実施しているか
3. 施設内研修と外部研修を適宜組み合わせて実施しているか
4. 研修結果を評価し，次年度の計画に反映しているか

研修体制づくりと企画

①組織の理念や法令にもとづき，研修の基本方針を確立する。
②多職種で構成された研修委員会を設置し，定期的に会議を開催する。
③施設の事業計画の柱の1つに研修をおき，施設内研修や外部研修を計画する。
④施設内外の研修についての情報が，すべての職員に伝達できるような仕組みをつくる。
⑤研修内容は，全職種共通で理解すべきものと個々の職種の専門性に応じたものの双方が必要である。
⑥実務に直結した日々の業務のなかでの教育(OJT：on the job training)も十分に活用する。
⑦研修の有効性を評価するためにPDCAサイクル(177ページ)を活用する。

研修の企画・実施のポイント

研修がケアの質の向上に結びつくよう，①職員や管理者が必要と考える学習ニーズ

に合ったテーマで，②日々の業務にいかせるような具体的内容を選択し，計画的・体系的に実施する。

研修内容を検討する視点

① 施設およびそれぞれの部門の目標と達成状況
② 施設基準などで求められる知識
③ 全職種に共通して必要とされる知識・技術
④ それぞれの職種に必要とされる専門的知識・技術
⑤ 職員1人ひとりの経験や能力
⑥ 職員からの要望

施設内研修と外部研修を組み合わせる

施設内研修

研修の目的を明確にし，誰を対象に，どんな研修を，なぜ行うことが必要なのかなど，次のような点について十分に検討しながら企画する。そのうえで，研修対象の職員は，可能なかぎり参加できるよう準備を進めることが求められる。

研修会の目的
- どのような目的で，研修会を行うのか。

研修テーマ・内容
- 研修会の目的に沿ったテーマ・内容であるか。
- 自施設におけるケアの課題や職員の関心事，時代のニーズに合っているか。

講師
- 研修目的・テーマに即した講師であるか。内部講師か外部講師か。

研修対象者
- 職位，職種，職務経験別か，合同で実施するのか。

研修日程
- いつ，どの程度の時間で何回行うのが効果的で，目的に沿っているか。

研修時間帯
- どの時間帯なら対象とする職員が受講可能か。業務内か業務外か。

研修方法
- 講義形式，グループワーク，実技など，それぞれどの方法が最も研修目的を達成するのに適しているか。

研修費用
- 研修予算にみあった費用か。

研修の評価
- 実施した研修がよい研修であったかどうか，何で評価するのかをあらかじめ決めておく（例：アンケートの実施や関係者からの聞き取り，費用対効果を検討するなど）。

外部研修

外部研修への派遣は，最新の知識と技術を個人が習得するだけでなく，それを他の職員に伝達し，施設内で共有していくことが目的である。また，他施設とのネットワーク形成も副次的な目的となる。そのため，人数の少ない職種（看護職員，理学療法士，作業療法士，管理栄養士など）にも派遣の機会を与えるよう配慮する。また，どのような研修に参加するのがよいのかは，次の点を検討し決定するよう心がける。

研修会への派遣目的
- なぜ，この研修が必要なのか，参加の目的をあらかじめ明確にする。
- 全国規模の研修会などの場合は，人材育成の点も考慮して，派遣する人材を選ぶ。

研修テーマ・内容
- 自施設におけるケアの課題や職員の関心事，時代のニーズに合っているか。

講師
- 研修目的・テーマに即した講師であるか。

研修受講者
- どの職種の誰が受講することが効果的か。

研修日程
- 研修日程は内容に見合っているか，業務上，参加可能な日程か。

研修費用
- 研修費用は適切か，予算の範囲内か，出張など，業務扱いか。

研修の評価
- 参加した研修がよい研修であったかどうか，何で評価するのかをあらかじめ決めておく（例：関係者からの聞き取り，費用対効果など）。

系統的な看護職員の研修

　介護施設で実施する研修は，看護職員がさまざまな知識・技術を段階的に修得できるよう，系統的な内容であることが重要である。

　日本看護協会では，看護実務者がおさえておきたい研修を系統的にまとめた「介護施設における看護職のための系統的な研修プログラム」を作成している（内容は資料236ページ，日本看護協会公式ホームページ[*1]参照）。

研修結果を評価し，次年度の計画に反映する

　実施した研修会は，研修会ごとに研修委員会で評価することが大切である。研修会の評価には，研修委員や関係者による質的な評価や，受講した職員のアンケート結果からみる評価などがある。前者は，例えば受講した職員の反応や，研修後のケアや意欲の変化など，数字では表しにくいが重要な質的な評価である。

　参加した職員のアンケートによる評価からは，研修内容が興味や関心に沿っていたか，理解や満足感につながったか，テーマや講師の選定が適切であったかなどに加えて，開催の時期や回数・時間，今後のケアに役立つ内容であったかなどの情報を得ることができる。

　こうした研修会ごとの評価を，年度ごとに全体でまとめ，次年度の研修計画に反映し，よりよい人材育成につなげていくことが望ましい。

[*1]：日本看護協会「介護施設における看護職のための系統的な研修プログラムのご提案」
〔https://www.nurse.or.jp/nursing/practice/professional/kangoshi-2/pdf/jitsumusha.pdf（2018年10月1日アクセス）〕

チェック項目

1　自施設の研修の体制は確立しているか
- ☐ 組織の理念や法令にもとづいて研修の基本方針を立てている
- ☐ 多職種で構成された研修委員会を設立し，定期的に会議を開催している
- ☐ 施設の事業計画の柱の1つに研修をおき，施設内研修や外部研修を計画している
- ☐ 施設内外の研修についての情報を，すべての職員に伝達できるようにしている
- ☐ 研修内容には，全職種共通で理解すべきものと個々の職種の専門性に応じたものの双方を組み入れている
- ☐ 実務に直結した日々の業務のなかでの教育（OJT：on the job training）も十分活用している
- ☐ 研修の有効性を評価するためにPDCAサイクルを活用している
  →受講者の満足だけでなく，現場での活用状況を加味した評価など

2　自施設のニーズに合った研修を実施しているか
- ☐ 研修内容は日々の業務にいかせるような具体的なテーマを選択し，計画的・体系的に実施している
- ☐ 施設およびそれぞれの部門の目標と達成状況を反映している
- ☐ 施設基準などで求められる知識を習得できるようにしている
- ☐ 全職種に共通して必要とされる知識・技術を習得できるようにしている
- ☐ それぞれの職種に必要とされる専門的知識・技術を習得できるようにしている
- ☐ 職員1人ひとりの経験や能力を勘案している
- ☐ 職員からの要望を取り上げている

3　施設内研修と外部研修を適宜組み合わせて実施しているか
- ☐ 施設内研修は，可能なかぎり多くの職員が参加し，知識と技術が習得できるような企画となっている
- ☐ 外部研修で得た知識は，他の職員に伝達し施設内で共有している

4 研修結果を評価し，次年度の計画に反映しているか
- ☐ 今どのような研修が必要か確認している
- ☐ 受講した職員が満足する研修となっている
- ☐ 職員の看護実践や意欲に変化が現れている

看護学生の実習

介護施設における実習は,ありのままの高齢者を全人的に理解できる学習の機会である。ケアをとおして,長い生活史のある人生経験豊かな老年期の人々を身近に理解する機会に恵まれる貴重な体験である。さらに,高齢者との関わりによって提示された現象を教材とし,看護学生は老年看護学の基礎看護実践能力を高めていく。
施設側は,看護学生が実習目標に沿った学びを得られるよう,教育する場として臨地実習指導者の選定や実習環境を整えることが必要である。

チェックポイント
1　実習に向けてスタッフや環境を調整しているか
2　実習に積極的に参加できるよう,学生の取り組み状況に応じた助言・指導を行っているか
3　学生および利用者・家族に不利益が生じないよう配慮しているか
4　実習終了後は実習指導の評価を指導教員とともに行っているか

看護基礎教育における介護施設での実習の意義

　介護施設での実習は,老年期における多様な健康障害をもつ人,認知症のある人,終末期を迎えた人たちと実際に関わりながら,発達の最終段階を生きる人々を理解できる学習の場である。

　看護学生にとって介護施設での実習は実践の場で,これまで学んできた知識・技術・態度と実践との統合を図り,より理解を深め,看護実践能力を培う重要な学びの機会である。利用者や家族と関わり,緊張しながらもケアを行い,現場でしか体験できない看護の喜びや難しさを体験する。

　また「できること・できないこと」を自覚し,看護実践に不可欠な援助的な人間関係や,他職種とともに協働してケアを提供する専門職としての役割や責任を感じ取り,大きく成長することのできる過程である。このように,介護施設での実習は質の高い看護実践能力を確実に備えた看護職員を育成するうえで,重要な学びの機会である。

　そのため,介護施設では,大学など看護教育機関の教員と十分な連携を図り,必要な

ことは提案するなどして，効果的な実習受け入れ体制を構築することが求められる。また，単に学生の実習の受け入れ側として「協力する」という立場にとどまらず，こうした取り組みを通じて，自施設のケアを向上・改善するための機会ととらえることも必要である。

看護学生は，将来的には自施設でともに働く仲間となりうる。質の高い看護職員の育成のためにも，実習環境を整えることが求められる。

臨地実習指導者の役割

学生に対する役割

①学生のそれまでの学習状況や実習に対する姿勢，カリキュラムにおける実習の位置づけと目的・目標ならびに実習内容・方法，評価の基準を理解して助言・指導する。
②利用者と家族の状況や施設の特性を理解したうえで，その人に必要な看護が提供できるよう助言・指導する。
③実習前・中・後を通じて専門職，社会人としての姿勢を身につけるよう支援する。

教育機関・実習指導教員に対する役割

①臨地実習についての計画立案に参加・協力する。
②現場での指導をはじめとする実習の運営に参加・協力する。
③実習の目的・目標が達成できるよう受持ち利用者の選定に協力する。
④受持ち利用者と学生の状況についての情報を提供し，臨地実習とその指導に関する評価に参加・協力する。
⑤臨地実習の計画・運営を円滑にするため，教育機関と自施設間の連絡調整を行う。

施設内の環境とスタッフの調整

①臨地実習の目的・目標および方法・内容をスタッフに周知する。
②実習がスムーズに進み，効果的に学習できるよう，スタッフの協力を要請する。
③管理者と相談して，臨床講義やカンファレンスなどに必要な人的環境・物的環境を整える。
④今後の臨地実習指導に役立つように，実習指導の経過・内容および評価をまとめ，実

習指導教員や管理者およびスタッフと共有する。

受持ち利用者や家族に対する配慮

① 利用者および家族に対し，学生が受け持つことを説明し，同意を得る。
② 学生が受け持つことによって，利用者の安全と安楽・快適，自立・自律が脅かされないように配慮する。

チェック項目

1 実習に向けてスタッフや環境を調整しているか
- ☐ 実習に関する情報を関係部署に周知し，理解と協力を依頼する
- ☐ 管理者と相談して，他職種からの学びを得る人的環境や，実習に必要な部屋や機材などの物的環境を整える
- ☐ 学生への日々の指導体制を整える(報告・連絡・相談ルートの整備を含む)
- ☐ 必要時は実習に関わるスタッフ(実習指導者，担当介護職員など)の勤務を調整する

2 実習に積極的に参加できるよう，学生の取り組み状況に応じた助言・指導を行っているか
- ☐ 学生や指導教員とのコミュニケーションを十分にとる
- ☐ 介護施設での看護に関心が高まるよう，独自性や醍醐味を伝えていく
- ☐ 学生が利用者との信頼関係を構築できるようサポートする
- ☐ 個々の利用者の看護ニーズを学生が見いだせるよう，助言・指導を行う
- ☐ 看護ニーズの解決に向けて，どのようなケアが必要かをともに考える
- ☐ ケアの評価の際は，利用者への理解と学生自身の内省が深まるような助言をする
- ☐ 日々のカンファレンスでは，困ったことや課題が解決できるよう助言する
- ☐ 学生が孤立したり悩みを抱え込んでいないか，表情や行動に留意する

3 学生および利用者・家族に不利益が生じないよう配慮しているか
- ☐ 学生および利用者・家族の権利が守られているかを常に確認する
- ☐ いずれかに不利益が生じた場合は(緊急事態を含む)，指導教員と連携してすみやかに対応する
- ☐ 個人情報の取り扱い(実習記録など)が適切である

4 実習終了後は実習指導の評価を指導教員とともに行っているか
- ☐ 学生の目標達成度から指導内容・方法が適切であったかを評価する
- ☐ 利用者・家族および関係部署から実習についての意見を集め，実習内容・方法が適切であったかを評価する

資料

認知症の基礎知識
介護施設における看取り研修プログラム・
介護施設における看護職のための
系統的な研修プログラム

認知症の基礎知識

わが国における認知症高齢者の現状

令和5年度版高齢社会白書によると，2022（令和4）年10月現在，わが国の高齢化率は29.0%で，まさに超高齢社会が急速に進展している。ただし，わが国の総人口としては長期的な減少過程にある。2022年における総人口は1億2495万人であるが，2053年には1億人を下回ると推計されている。このように総人口は減少していくが，高齢者人口は2042年までは増加傾向が続く。一方，1995（平成7）年に生産年齢人口（15～64歳）は8716万人で，すでにピークを迎えている。そのため，高齢者人口が減少に転じる2042年以降も，わが国では高齢化率は上昇傾向が続く[1]。

また，わが国では認知症を有する高齢者は2012（平成24）年に462万人，さらに団塊の世代が後期高齢者となる2025年には，700万人にのぼると推計されている[2]。2013（平成25）年の研究結果で明らかにされた認知症の有病率をみると，年齢が上がるとともに有病率は高くなり，75～79歳で13.6%，80～84歳では21.8%，85～89歳になると41.4%となることが推計されている[3]。また2016（平成28）年には，高齢者に介護が必要となった主な原因として，初めて認知症（18.0%）が第1位になった。第2位は脳血管疾患（16.6%），第3位は高齢による衰弱（13.3%）である[4]。

高齢者世帯の状況を見てみると，2022年において65歳以上の高齢者のいる世帯はわが国の全世帯数の50.6%であり，そのうちの約3分の1が高齢者の独居世帯となっている[5]。一方，合計特殊出生率は2022（令和4）年に過去最低の1.22まで落ち込んでいる[6]。しかし，今後も1.35程度を推移すると予測されていることから，高齢者をケアする担い手が不足することは明らかであり，家族の介護力は脆弱化しやすいといえる。

これらの状況をみすえて，厚生労働省は，2015（平成27）年1月に，首相官邸で認知症対策を協議する関係閣僚会議で，省庁横断で取り組む総合戦略，「認知症施策推進総合戦略（新オレンジプラン）」を決定した。新オレンジプランは以下の7つの骨子から構成されている[2]。

① 認知症への理解を深めるための普及・啓発の推進
② 認知症の容態に応じた適時・適切な医療・介護等の提供
③ 若年性認知症施策の強化
④ 認知症の人の介護者への支援
⑤ 認知症の人を含む高齢者にやさしい地域づくりの推進
⑥ 認知症の予防法，診断法，治療法，リ

ハビリテーションモデル，介護モデル等の研究開発及びその成果の普及の推進
⑦認知症の人やその家族の視点の重視

このうち，介護施設の看護職員が特に重要視しなければならないのは，「⑦認知症の人やその家族の視点の重視」を基盤とした，「②認知症の容態に応じた適時・適切な医療・介護等の提供」だといえる。この②に関する具体的な施策として，「(1)本人主体の医療・介護等の徹底」が挙げられている[2]。

○認知症の人の状態は，周囲の人々やケアの状態を反映する鏡とも言われる。認知症医療・介護等に携わる者は，認知症の人を，各々の価値観や個性，思い，人生の歴史等を持つ主体として尊重し，できないことではなくできることに目を向けて，本人が有する力を最大限に活かしながら，地域社会の中で本人のなじみの暮らし方やなじみの関係が継続できるよう，支援していくことが重要である

○このような本人主体の医療・介護等の原則は，その提供に携わるすべての者が，認知症の人が置かれた環境の下で，認知症の容態の変化に応じたすべての期間を通じて共有すべき基本理念であることを改めて徹底し，医療・介護等の質の向上を図っていく，とされている。

2023(令和5)年には「共生社会の実現を推進するための認知症基本法」が成立した。

認知症の原因疾患

認知症高齢者は原因疾患によって状態は異なる。さまざまある原因疾患のなかでもアルツハイマー型認知症と脳血管性認知症，レビー小体型認知症，前頭側頭型認知症が主であり，4大認知症と呼ばれている[表1]。

このうち，適切に理解されにくいのが，レビー小体型認知症と前頭側頭型認知症である。以下にアルツハイマー型認知症とは異なる特徴を述べる(アルツハイマー型認知症と脳血管認知症の主な症状は，「認知症の症状」(223ページ)で述べる)。

レビー小体型認知症

レビー小体型認知症はアルツハイマー病様変化を伴うものが多いので，アルツハイマー型認知症とレビー小体型認知症の鑑別は難しいとされている。初期には記憶障害が目立たないが，進行とともに認知機能障害の進行がみられる。また，「注意や明晰さの著名な変化を伴う認知機能の変動」「構築され，具体的な内容の繰り返される幻視体験」「無動・寡動と筋固縮，振戦などの突発性のパーキンソニズム」「夜間，睡眠時に悪夢を伴った大声や体動がみられるレム睡眠行動障害」のうち2つの症状が確認されれば，レビー小体型認知症と診断される。

レビー小体型認知症に特徴的な症状である幻視では，人物や小動物があらわれていることが多い。また，抗精神病薬の服薬によって過敏に反応したり，転倒を繰り返したり，一過性の意識障害が出現するなどの特徴がある。

レビー小体型認知症の薬物療法では，脳内のアセチルコリンが著しく低下するため，

表1 4大認知症の特徴

	アルツハイマー病	血管性認知症	レビー小体型認知症	前頭側頭型認知症
初期症状	数分前から数日前についてのもの忘れ(記憶障害),時間や場所がわからない(見当識障害)	数分前から数日前についてのもの忘れ(記憶障害),時間や場所がわからない(見当識障害)	本人だけに見える幻(幻視),幻視にもとづく妄想,抑うつ状態	人格の変化 社会生活における言動の変化
認知症の進行とともにみられる症状	失行,失認,失語などの認知障害,心身の状態やまわりの人の関わり方によっては物とられ妄想,徘徊など	失行,失認,失語などの認知障害,手足の麻痺,抑うつ状態,心身の状態やまわりの人の関わり方によってはせん妄,物とられ妄想,徘徊など	手の震えや小幅歩行,体が硬くなる,無表情,前屈姿勢,動作緩慢などのパーキンソン症状,1日のなかでの認知レベルの変動,睡眠中の夢に反応して動いたり声をあげたりするレム睡眠障害,記憶障害	常同・強迫行為,実行機能障害,感情鈍磨,無関心,甘い物の大食による肥満,周徊
経過	ゆるやかに進行	脳梗塞などの脳血管疾患などの再発に伴って段階的に進行	ゆるやかに進行するが,経過が早い場合もある	ゆるやかに進行
脳の変化	海馬の萎縮	梗塞などがみられる	海馬の萎縮が少ない	前頭葉・側頭葉に限局性の変性

現在では,アセチルコリンエステラーゼ阻害薬のドネペジル(アリセプト®)のみが医療保険の適応となっている。幻視に対しては,ドネペジルと抑肝散との併用によって効果があるという報告もある。ただし,抑肝散は甘草を多く含むため,低カリウム血症による脱力感や筋力低下,嘔吐,便秘,多尿,多飲などに注意しなければならない。

前頭側頭型認知症

前頭側頭型認知症では,大脳の前半部において局所脳血流量が低下するのが特徴である。前頭側頭型認知症では,周囲から思っていることをずけずけ言うと受け取られやすい物言いや配慮を欠いた行動など,状況に合わない言動,意欲減退,無関心,社会的逸脱行為,同じ行為を繰り返す常同行動,毎日決まった時間に決まったことをする時刻表的な行動,甘い食べ物へのこだわりと大食,目の前に置かれた物品をすぐ手にとって使用することや関わる看護職員が変わると混乱してしまうといった環境依存症候群などがみられる。

前頭側頭型認知症のなかで最も多いのがピック病で,神経細胞内にタウタンパクが集積したピック球が異常に蓄積されてしまう。老人斑はみられないことが多く,アルツハイマー型認知症の病態とは全く異なる。

前頭側頭型認知症の進行を抑制する薬物療法はない。ただし,状況に合わない行動に対しては抑肝散が有効なことがある。また,常同行動に対してはフルボキサミンやメマンチンが有効な場合があるといわれているが,これらは医療保険では適応外である。

4大認知症以外の認知症の原因疾患として，正常圧水頭症，慢性硬膜下血腫，ビタミン欠乏など，早期診断によって原因を治療することで，回復可能な認知症も少なからず存在する。また，老年期うつ病患者は，認知症様の症状を呈することが多いので，治療可能な認知症の鑑別でうつ病は重要である。また，せん妄と認知症の鑑別も介護施設の看護職員にとって重要である。認知症はせん妄の準備因子であることからも，認知症高齢者はせん妄を発症しやすく，認知症とせん妄の鑑別は難しい。せん妄を発症していると，認知症の重症度が悪化していると誤解されることも多い。しかし，せん妄は発症因子である薬物療法の副作用，環境変化などを除外することで改善するので，看護職員のアセスメントが重要となる。

認知症の症状

認知症に伴う症状は，中核症状と呼ばれる認知機能障害，認知機能障害による日常生活行為の遂行障害である生活障害，認知症の行動・心理症状（BPSD）に分けられる。

認知機能障害について

①記憶障害について

認知症高齢者には，繰り返し同じことを話すようになる人がいる。繰り返される言葉のなかには，個々の役割や価値観，信念にもとづいて，その人にとって気になることや大切に思っていることが込められている。

周囲の人々に数分前に伝えたという事実があったとしても，近時記憶障害とエピソード記憶の障害があるために，「まだ誰にも伝えていない」「まだ誰にも理解し，わかってもらっていない」という不安が生まれる。

したがって，繰り返されている言葉のなかからその人が果たしたいと思っている役割や大切にしている価値観，信念をくみ取ってコミュニケーションをとることが重要になる。

さらに，記憶障害が進行していくことで，自分が大切にしているものが見当たらなくなり，物を誰かに取られたのかもしれないと思う体験をするようになる。このような場合，一緒に物の置き場所を決めて，そこに置くことができるように援助したり，見当たらなくなったものを探すときも，自分で見つけ出すことができるように援助して，周りの人々との関係に安心して生活できるようにする。

②時間の見当識障害について

認知症高齢者は，時間がわからないことから，たずねたら答えてくれそうな人に時間を確認するということをしている。その返答に，「もうこんな時間か」「まだ朝だと思っていたら，もう夜なのか」と驚く人もいる。「時間を教えてくれて，親切にしてもらった。ありがとう」と感謝を述べる人も多い。また，時間の見当識障害によって「今，この時間に行かなければならないところがあるのではないかと不安に思う」ということを，繰り返し体験するようになる。

私たち人間は，今，この瞬間が何年何月何日，何時何分であるのか時間の見当がつくために，「今，この場所で過ごしていていいのだ」と判断することができる。しかし，今がいつなのか見当をつけることが難しくなると，母親や父親，会社員など，家庭や社会のなかで1人ひとりさまざまな役割を果たしてきたために，「今，この時間に家族がおなかをすかせて自分のことを待っているのではないか」「今，自

分がここにいることで, 無断欠勤したことになっていないだろうか」などと思うようになる。

さらに, 特に時間の見当識障害によって, 何時に何をするのかということがわからなくなると, 自分なりのいつもの過ごし方ができなくなる。

そのため, 認知症高齢者には時を告げる挨拶(「おはようございます」など)をしたり, 夜間は間接照明を活用したり, 排泄ケアや体位変換の時間を工夫して睡眠時間を確保する, 日中は着替えて外出するなど, 楽しく活動できるようにして, 昼夜の過ごし方を明確に区別するなど, 時間の見当がつけられるようにすることは重要である。

③場所の見当識障害について

私たち人間は, 自分が今いるこの場所がどこなのか見当をつけることができないと, このような知らない場所からよく知っている場所に戻れるだろうかと思うようになる。そして, 自分の家などのよく知っている場所に戻って安心し, 場所がわからなくて緊張している状態から開放されたいと心身の安定を求めるようになる。自宅で生活している認知症高齢者もこのような心理状態に陥る。

さらに見当識障害があることで, 今いる場所から見えない場所まで移動することが, 不安に感じられ勇気のいることになる。そのため, 一緒に付き添ってくれる人は, 安心して信頼できる人でなければならない。認知症による場所の見当識障害を抱えたとしても,「この場所をわかりたい, 知っている場所へ戻りたい」という思いから行動していることを, 看護職員はあらためて意識することが重要である。そして, ここがどこなのかを伝え, しかも見たり触れたりすることで, ここがどこであるのか見当

をつけられるように援助する。

④人物の見当識障害について

人物の見当識障害があることで, 認知症高齢者は, 周りにいる人が誰なのか見当がつかない, 周りにいる人が自分とどのような関係にあるのかわからないという状態に陥る。そのため, 知っている人だと自信をもって思える人に再び会うことで安心したいという思いにかられ,「家族や友人など, 知っている人がいないか, 自分で探す」「知っている人が近くにいないか, どこに行ったのか, 周りの人にたずねてみる」という言動をとる。

したがって, 看護職員が自分から名前を伝えることや, 看護職員が信頼できる誠実な人物であると実感できるように, 非言語的コミュニケーションも含めてコミュニケーション技法を取り入れて関わっていくことが重要である。

⑤失行

失行は観念失行と観念運動失行に大別されている。観念失行は, 1つの道具を適切に扱うことができない, 複数の道具をスムーズに扱ったり, 扱う際の手順を組み立てることができないという障害である。一方の観念運動失行は, 口頭で指示されたとおりに行動したり, 動作を真似することができないという障害である。すなわち観念運動失行は, 言葉や動作で指示されたことを認知症高齢者がやってみようと思っていてもできない状態である。そのため, 看護職員が叱ったり無理やりさせたり, 繰り返し口頭で指示しようとすると, 興奮したり看護職員を拒否するということが起こりやすい。観念運動失行がある場合には, あえて言葉で指示しない, できなくて困っている動作には, 看護職員が手を添えて一緒に行ったり, 動作を誘導したりする。決して叱っ

たり威圧的に関わらないという援助が重要になる。

⑥ 失認

失認では視覚失認，触覚失認，聴覚失認など，感覚機能から得た情報が何であるのか認識することができないということが起こる。脳血管性認知症の場合は，眼で見た空間の半分を無視してしまう「半側空間無視」が起こることがある。

さらに，失行と失認が混じりあっているのが視空間構成能力の障害である。視空間構成能力は，視覚的に物と物や人と物，人と人の正確な位置関係を把握する能力である。この能力が障害されると，物を置いた場所がどの位置にあるのかわからなくなったり，よく知っているはずの場所で位置関係がわからず迷ってしまったりする。段差につまずきやすくなったり，段差やくぼみはないにもかかわらず，床の暗い色に塗られた部分や影で暗くなっている部分をまたごうとしたり近づかなくなったりする。

したがって，失認のある認知症高齢者には，本人が認識できていない人や物について看護職員からわかりやすく伝え，周囲の人々との人間関係をつなぎ，お互いに安心できるように促していくことが重要になる。本人から見て，どの位置に何があるのかや足元に段差があることなどを適宜伝えていくということも大切である。また，部分的に暗い色で塗られた箇所は，段差があるとは誤認しにくい色へ塗り替えるなど，環境調整も必要である。

⑦ 失語

アルツハイマー型認知症の高齢者では，話すのは流暢であるが，言語の理解力が低下している状態となる。これを感覚性失語といい，言い間違いや言葉が出てこない，言葉を復唱することはできるが理解していないということが起こる。したがって，失語がある場合には，表情やしぐさ，態度から本人の思いを予測，理解していくことと，看護職員の表情，しぐさ，態度によって安心感を得て，孤立感を感じることがないように関わっていく。

⑧ 実行機能障害について

実行機能障害は，段取りを考えて計画的にものごとを進めることができなくなる障害である。「自分がこれから，この次に何をしたらよいのか決めることができない」という障害といえる。すなわち実行機能障害では，麻痺がない人であったとしても自分がこの次に何をどうしたらよいのかを自分1人で決めることができないので，動作が途中で止まってしまうということが起こる。実行機能障害の一例として，手際よく料理をしていた人が，実行機能障害があることで手順を考えて手際よく段取りよく料理をつくることが難しくなり，料理の途中で動作が止まってしまうということが挙げられる。

ただし，家族やケアスタッフが認知症高齢者に次に行ってほしいことがらを言葉や動作で伝えて「促す」というケアを提供することで，次にやるべきこととその順序を理解できると，困らずに次の動作を行うことができる。

以上をふまえて，言葉や行動や表情，しぐさから，いかなる認知機能障害によって，どのような困難に直面しているのかを家族や認知症高齢者が利用しているサービスの看護職員から情報を得て，アセスメントできるようになることが重要である。

生活障害

生活障害とは，認知機能障害による日常

表2 食事に関する具体的生活障害

軽度	中等度	重度
・料理が面倒になる ・同じおかずをつくる ・料理の火を消し忘れる ・まだ冷蔵庫にある食材を何回も購入する ・冷蔵庫の整理や賞味期限の管理ができない ・料理の味つけがおかしくなる ・咀嚼の回数が減る ・家電製品を適切に扱えず壊してしまう	・調理前の食材を食べる ・お茶を入れる手順がわからない ・ふたを扱えない ・料理の温度の見当がつけられない ・まんべんなく食べなくなり、摂取内容が偏る ・一口量を調整できない ・おすましを認識できない ・料理をしながら後片付けができない	・料理との位置関係で適切な位置に座れない ・食べ始めない ・適切な大きさに切り、裂くことができない ・手づかみで食べる ・一皿ずつ食べる ・空になった食器に食事道具をあてている ・口に食べ物を運べない ・咀嚼・嚥下しない

〔厚生労働科学研究費補助金を受けて実施した研究「都市部における認知症有病率と認知症の生活機能障害への対応(課題番号H23-認知症-指定-004)」(研究代表者:朝田隆,分担研究者:諏訪さゆり)の一部による〕

表3 入浴に関する具体的生活障害

軽度	中等度	重度
・風呂掃除が面倒になる ・汚れた下着を着る ・洗髪を嫌がる ・シャンプーのすすぎが不十分なことがある ・シャンプーとリンス、ボディソープの違いがわからない	・脱衣の途中で脱ぐのか着るのかわからなくなる ・洗顔時、顔の中央しか洗わない ・浴槽のまたぎ方がわからない ・浴槽内で立ったまま湯船につからない ・シャワーの出し方がわからない ・スポンジやタオルを持ったまでいる ・シャンプー、リンス、ボディソープの出し方にとまどう	・入浴を嫌がる、怖がる ・洗い残しがある ・同じ部分を洗い続ける ・浴槽をまたぐときに怖がる ・浴槽内で湯船につかる姿勢をとることができない ・洗い方、泡の流し方がわからない ・シャンプーを手に取り、顔を洗おうとする ・シャンプーを頭部全体に行きわたらせることができない

〔厚生労働科学研究費補助金を受けて実施した研究「都市部における認知症有病率と認知症の生活機能障害への対応(課題番号H23-認知症-指定-004)」(研究代表者:朝田隆,分担研究者:諏訪さゆり)の一部による〕

生活行為の遂行障害である。食事や入浴、排泄に関する認知症の重症度別の生活障害について、表2～4に具体例を示した[7]。

これらの生活障害のケアは、認知機能障害に応じて介護者による関わり方の工夫や環境の調整を行うことが基本であり、的確に支援することで認知症の人の自律と自立を促し、さらには生活リズムの変調や障害を改善することができる。長期ケア施設において、最期まで経口摂取することを支援する生活障害のケアの例を表5に示したので、参照してほしい[8]。

認知症の行動・心理症状(BPSD)

認知症の行動・心理症状はBPSD

表4 排泄に関する具体的生活障害

軽度	中等度	重度
・衣服のおろし方が不十分になる(衣類が汚れる) ・男性便器を汚すようになる ・排泄物を多少拭き残す	・トイレの場所がわからなくなるときがある ・トイレのドアの開け方の違いにとまどう(とまどいながらも開けようとする) ・トイレの鍵の開け方・閉め方がわからない ・排泄物を流す際,どのハンドルやボタンを押すのかわからない ・排泄後,ズボンのチャックを閉めない ・排泄物で衣類が汚れていても気づかない ・あわてているとき,便座のふたをしたまま座る	・トイレでないところで排泄する ・適切な位置,姿勢で便座に向かい,座ることができない ・尿導口を便器に向けられない(男性) ・いきむことができない ・トイレットペーパーを適切な長さまで引き出せない ・手で便を拭く ・拭き終わった紙を便器内に捨てない ・排泄物を流さない

〔厚生労働科学研究費補助金を受けて実施した研究「都市部における認知症有病率と認知症の生活機能障害への対応(課題番号H23-認知症-指定-004)」(研究代表者:朝田隆,分担研究者:諏訪さゆり)の一部による〕

表5 I施設の食事支援のグランドルール

A	最初から介助するのではなく,まずは認知症高齢者が自力で摂取しようとしているかを観察する。食べなくても,そのまま様子をみる
B	食事を開始することを認識しやすいように,スプーンなどの食具を手渡す
C	食事の配膳時や食事が開始されないとき,また中断したときに,食事への興味・関心をもてるような声かけを行う
D	食べ物や食器を認識し,手で扱いやすいように,食事を小分けにしたり食器を変更する
E	A〜Dの援助をしても,自分で食べないと判断した場合に,初めてスタッフが食べ物を口に運ぶ
F	覚醒度が低い,食事への意欲が低いと判断した場合は,適切な時間を見計らって遅い食事を勧めたり,下膳したりする
G	「まずい」「いらない」と言ったり,ため込みや吐き出したりするときは,他の食品を進めたり,下膳する
H	一度行って「食べた援助」もしくは「食べなかったために行った援助」を継続するのではなく,そのときの状態に合わせ,援助の内容・方法を検討する

(高橋眞理奈,諏訪さゆり,松浦美知代ほか:生活障害へのケアを受けた認知症高齢者に関する終末期の病みの軌跡の検討—「口から食べること」に焦点を当てて.こころと文化16(2):138-147, 2017. から一部改変)

(Behavioral and Psychological Symptoms of Dementia)と表現される。BPSDの種類には,①思考内容における症状(妄想,誤認,猜疑心),②感情の症状(不安,抑うつ,焦燥感,易刺激性,情緒不安定),③意欲の低下(無気力,無為),④衝動制御の困難(行動にブレー

キをかけることができないので,興味があることには猛進するが,興味のないことには一切関心を示さなくなる),⑤知覚の異常(幻覚,錯覚),⑥睡眠・覚醒リズムの障害,⑦その他(拒否,拒絶,攻撃性,徘徊,不穏,多動)が挙げられる。ただし,上記①～⑥のBPSDを基盤として,⑦の状態が出現する(例:被毒妄想による服薬拒否)[9]。

BPSDは,高血圧や糖尿病,パーキンソン病など身体疾患の悪化,薬物療法の副作用,疼痛や瘙痒感,便秘,下痢といった身体症状に関連すると考えられている。また,認知機能障害を有する高齢者にとって周囲の物理的環境がわかりにくいものであったり,家族介護者やケア提供者から怒られたり,あしらわれたりすること,役割がない,そして興味関心をもつ過ごし方ができない生活となること,孤立感,自信喪失,被害感を感じることでも生活リズムが乱れることにも関連する。

BPSDに対しては,身体疾患が増悪していないか,ここがどこであるのか見てわかりやすいしつらえになっているか,充実した過ごし方ができているか,家族やケア提供者が怒ったり,あしらったりしていないか,内服薬の副作用が出現していないかなど,認知症高齢者に負荷をかけている要因を探り,それを取り除く試みが重要になる。したがって,認知症高齢者の言動のみに反応して,患者が「家に帰ります」と繰り返す場合に「では,一緒に帰りましょう」などの対応を繰り返すだけでは,適切なケアとはいえない。

神経症状

認知症が進行すると,嚥下困難,姿勢保持の困難,尿失禁などの神経症状が複合的に起こり,意思疎通も困難で寝たきりとなって,いわゆる終末期の状態となる。このような認知症高齢者には,肺炎や尿路感染といった感染症,関節の拘縮,褥瘡などの合併症を起こすことなく,安楽に生活することが目標となる。口腔ケアや陰部洗浄,体位変換などを行う際には,意思疎通困難な認知症高齢者であっても人格を尊重して言葉をかけ,身体に触れる際にも心地よさや安心感を得ることができるよう心がける。

認知症高齢者の治療と安全管理

認知症高齢者は発症から終末期にかけて,さまざまな安全管理を必要とする。転倒・骨折や異物を飲み込むことによる窒息をはじめ,今ここにいることに違和感を覚え,自宅や施設の外を歩き回っているうちに行方不明となるなど,危険な状況になる。安全のみを重視すると,認知症高齢者の周囲に何も物を置かないという判断をしやすいが,それでは逆に時間や場所の見当をつけられなくなり,自分が何をしたらよいのか判断できなくなり,混乱をきたしやすい。

認知症高齢者では,認知症以外にも糖尿病や高血圧症などのさまざまな疾患に罹患し,薬物療法による治療をしていることが多い。しかし,認知症高齢者では,処方とは異なる量や回数で服用してしまったり,飲み忘れや服用したことを忘れてしまったことによる飲みすぎなど,薬物療法における事故が起こりやすい。そのため,薬物療法を確実に実施し,効果と副作用を的確に把握する必要があるので,服薬を支援する体制をつくることが必

表6 抗認知症薬の特徴

	ドネペジル(アリセプト®)	ガランタミン(レミニール®)	リバスチグミン(イクセロン®, リバスタッチ®)	メマンチン(メマリー®)
作用機序	・アセチルコリンエステラーゼ阻害作用	・アセチルコリンエステラーゼ阻害作用 ・ニコチン受容体の増強作用	・アセチルコリンエステラーゼ阻害作用 ・ブチリルコリンエステラーゼ阻害作用	・NMDA受容体拮抗薬
適応の重症度	軽度・中等度・高度	軽度・中等度	軽度・中等度	中等度・高度
副作用	悪心, 嘔吐, 下痢, 低カリウム血症, 易怒性, 不眠	悪心, 嘔吐, 下痢, 徐脈	貼付部位の皮膚トラブル(発赤, 瘙痒感)	浮動性のめまい, 頭痛, 眠気, 便秘, 痙攣
用量	初回用量：3 mg(1-2週) 維持用量：5 mg 最大用量：10 mg	初回用量：8 mg(4週) 維持用量：16 mg 最大用量：24 mg	初回用量：4.5 mg(4週ごと4.5 mgずつ増量) 維持用量：18 mg(最大)	初回用量：5 mg(1週ごと5 mgずつ増量) 維持用量：20 mg(最大)
用法	1日1回	1日2回	1日1回	1日1回
剤型	錠剤, OD錠, 細粒, ゼリー, ドライシロップ	錠剤, OD錠, 内用液(分包)	貼付剤	錠剤, OD錠
医療保険適応疾患	・アルツハイマー型認知症 ・レビー小体型認知症	・アルツハイマー型認知症	・アルツハイマー型認知症	・アルツハイマー型認知症
飲み忘れ時の対応	・血中半減期が長いため, 1日程度の服薬の中断は効果に影響がない ・服用の有無が不明の場合は, 翌日から服用	・血中半減期が短いため, 飲み忘れに気づいたときは, できるだけ早く1回分を服用する ・次に服用するのが5時間以内なら服用せず, 次の服用時間に1回分を服用	・血中半減期が短いため, 貼付忘れに気づいたときは, できるだけ早く1日分を貼付する ・翌日からは通常の時間に貼付する	・血中半減期が長いため, 1日程度の服薬の中断は効果に影響がない ・服用の有無が不明の場合は, 翌日から服用

要になる。

認知症の薬物療法は, 認知機能障害に対するものと行動・心理症状(BPSD)に対するものの大きく2つに分けられる。認知症の薬物療法の主なポイントを, 以下に解説していく。

認知機能障害の薬物療法と安全管理

まずは, アルツハイマー型認知症, レビー小体型認知症の認知症症状の進行を遅らせるための抗認知症薬による薬物療法である。現在, わが国で認可されている抗認知症

表7 認知症の行動・心理症状(BPSD)を緩和するために用いることが多い薬

一般名	商品名	一般的な容量	作用	副作用
抑肝散(よくかんさん)		2.5 g×3包	興奮・妄想などを抑える	血中カリウム低下,食欲不振・悪心・下痢など
クエチアピンフマル酸塩	セロクエル®	12.5〜25 mg	活動性を下げる,幻覚・妄想を抑える	表情が乏しくなる,体の動きが遅くなる,ぎこちなくなる,むせやすくなる,姿勢を立て直せないなどのパーキンソン症状,過鎮静
リスペリドン	リスパダール®,リスパダールコンスタ®	0.5〜1 mg		
オランザピン	ジプレキサ®,ジプレキサ®ザイディス®	2.5〜5 mg		
フルボキサミンマレイン酸塩	デプロメール®,ルボックス®	25〜50 mg	意欲を上げる,強迫症状(こだわり)を改善する	イライラ,むかつき,起立性低血圧(立ち上がり時のめまい,ふらつき)
ミルナシプラン塩酸塩	トレドミン®	25〜75 mg		
ブロチゾラム	レンドルミン®,レンドルミン®D	0.25 mg(就寝前)	不安や緊張を和らげて,入眠しやすくする	ふらつき,嘔気・悪心,口渇

(諏訪さゆり編著:認知症のケアとお薬のガイドブック.ワールドプランニング, 42, 2011. より一部改変)

薬の基本的知識を表6に挙げるが,レビー小体型認知症に対してはドネペジル(アリセプト®)のみが認められている。これらの薬物は,アルツハイマー型認知症やレビー小体型認知症そのものの進行を抑制することができない。しかし,脳内の神経伝達物質(アセチルコリン)の量を維持することによって覚醒レベルが上がり,記憶・学習・注意などの認知機能が改善する効果が多くの認知症高齢者にみられることから,認知症は早期診断・早期治療が重要とされている。

行動・心理症状(BPSD)の薬物療法と安全管理

認知症の薬物療法の2つ目は,BPSDを治療するために行われるものである。認知症高齢者のニーズを適切にアセスメントし,適切なケアを実施してもBPSDが改善しない場合に限り,抗精神病薬,抗不安薬,睡眠薬などの向精神薬を用いて治療する。その場合,成人のおよそ1/2程度の量から開始し,ゆっくり増量することが薬物療法の原則である。処方されることの多い薬を表7に示した。ただし,使用する薬物と量の調整が難しく,副作用も出現しやすいことから,BPSDの薬物療法は適切なケアを行っても効果が得られない場合に限り,認知症診療を行っている医師の管理下で実施する。以下には,看護職員に必要となる基本的知識を述べる。

興奮や暴力,暴言などの過活動の状態にある認知症高齢者には,抑肝散という,もともとは子どもの夜泣きの治療に用いる漢方薬や抗精神病薬が処方されることが多い。抗精神病薬は定型抗精神病薬と非定型抗精神

病薬とに大別されるが，認知症高齢者には比較的副作用が出現しにくい非定型抗精神病薬が処方される傾向がある。定型抗精神病薬を服用する場合は，パーキンソン症候群などの副作用が出現する可能性が高く，その場合は，転倒，骨折，誤嚥性肺炎などのリスクが高まる。なお，漢方薬では副作用は出現しないと誤解されることが多いが，抑肝散には胃腸障害や低カリウム血症が出現することがある。特に低カリウム血症では，脱力感や筋力低下によるふらつきや転倒を起こすことにつながるので留意する。

認知症高齢者が抑うつ状態に陥った場合は，精神状態を賦活するために，抗うつ薬が処方される。

さらに夜間の不眠，昼夜逆転の認知症高齢者には，ベンゾジアゼピン系の睡眠薬が処方されることが多い。しかし，特に中長時間作用型の睡眠薬の処方によって，高齢者は持ち越し効果を起こしやすく，薬効が明け方以降も残り，日中の眠気や脱力，倦怠感を起こすことがある。一方，超短時間作用型の睡眠薬を服用することで，認知症高齢者はせん妄を引き起こしやすいので留意する。

なお，最近ではメラトニンと同様の作用のあるメラトニン作動薬のラメルテオン（ロゼレム®）や脳の覚醒状態を促すオレキシンの作用を弱めるオレキシン拮抗薬のスボレキサント（ベルソムラ®）が高齢者の睡眠障害に処方されるようになった。メラトニン作動薬やオレキシン拮抗薬は，睡眠障害の改善とともに高齢者のせん妄の予防にも効果が期待されている。

その他の注意すべき薬物と安全管理

高齢者が服用する薬物には抗コリン作用のあるものも多い。認知症では神経伝達物質のアセチルコリンが低下することが明らかになっているため，抗コリン作用のある薬物は認知症の認知機能障害の悪化を招き，認知症高齢者の不安や混乱が強くなることがある。そのような状態が観察された場合は，医療機関に相談する。

認知症高齢者の終末期における意思決定支援

医療行為について同意権は本人のみが有するものであるとされ，家族や後見人には医療行為に関する同意権は付与されていない。すなわち，家族や後見人は意思能力が低下した認知症の人に行われる医療行為を本人の意向を検討することなく決定することはできない。しかし，これまでのわが国では，意思能力が低下した高齢者の医療行為について，医療者が決定したり，家族が決定したりすることが大多数であった。

最も問題となったのは，認知症の人を含めた高齢者は，終末期を迎え最期のときが近づくと嚥下機能が低下し，やがては口から食べることができなくなっていくということである。このような状態の高齢者に対して，胃瘻や経鼻経管栄養，末梢点滴，中心静脈栄養など人工的な水分・栄養補給法が高齢者の意思を尊重することなく実施され，医療費の増加の一因となっていたのである。しかし，これは認知症の人の自律的な意思決定を尊重する

という倫理の原則に反する状況であり、高齢者を延命し二次障害・合併症を予防するエビデンスが確立されたものでもない。超高齢社会を迎えたわが国においては、医療保険・介護保険制度においても持続可能な社会保障制度という観点で大きな問題となっていた。

わが国では医療についてのさまざまな問題を、法律ではなく、ガイドラインを作成し、それに則って行動することを医療者に求めることで克服をめざしてきた。この問題を克服するために、まず厚生労働省は2007(平成19)年5月に「終末期医療の決定プロセスに関するガイドライン」を策定した。このガイドラインは、2006(平成18)年3月に富山県射水市における人工呼吸器取り外し事件を契機として、策定されたものである。

人生の最終段階における医療の在り方に関し、「医師等の医療従事者から適切な情報提供と説明がなされ、それにもとづいて患者が医療従事者と話し合いを行った上で、患者本人による決定を基本とすること」「人生の最終段階における医療及びケアの方針を決定する際には、医師の独断ではなく、医療・ケアチームによって慎重に判断すること」などが盛り込まれている。なお、このガイドラインは、2015(平成27)年3月に「人生の最終段階の決定プロセスに関するガイドライン」に名称を変更された。

その後、2018年に再度名称が変更され、「人生の最終段階における医療・ケアの決定プロセスに関するガイドライン」[10]へと改訂されている。改訂のポイントについては、高齢多死社会の進展に伴い、地域包括ケアの構築に対応する必要があることや、英米諸国を中心としてアドバンス・ケア・プランニング(advance care planning：ACP)の概念をふまえた研究・取り組みが普及してきていることなどがふまえられている[11]。

① 病院における延命治療への対応を想定した内容だけではなく、在宅医療・介護の現場で活用できるよう、次の見直しを実施して、「人生の最終段階における医療・ケアの決定プロセスに関するガイドライン」に名称を変更した。また、医療・ケアチームの対象に介護従事者が含まれることを明確化した。

② 心身の状態の変化等に応じて、本人の意思は変化しうるものであり、医療・ケアの方針や、どのような生き方を望むかなどを、日頃から繰り返し話し合うこと(＝ACPの取り組み)の重要性を強調した。

③ 本人が自らの意思を伝えられない状態になる前に、本人の意思を推定する者について、家族等の信頼できる者を前もって定めておくことの重要性を記載した。

④ 今後、単身世帯が増えることをふまえ、上記③の信頼できる者の対象を、家族から家族等(親しい友人など)に拡大した。

⑤ 繰り返し話し合った内容をそのつど文書にまとめておき、本人、家族等と医療・ケアチームで共有することの重要性について記載した

さらにこのガイドラインを倫理的に強化することを目的として、また「認知症の人を含めた高齢者は、終末期を迎え最期の時が近づくと嚥下機能が低下し、やがては口から食べることができなくなっていく、その時にどのよう

表8 高齢者ケアの意思決定プロセスに関するガイドライン　人工的水分・栄養補給の導入を中心として（概要）

1. 医療・介護における意思決定プロセス
   医療・介護・福祉従事者は，患者本人およびその家族や代理人とのコミュニケーションを通して，皆が共に納得できる合意形成とそれに基づく選択・決定を目指す。

2. いのちについてどう考えるか
   生きていることは良いことであり，多くの場合本人の益になる——このように評価するのは，本人の人生をより豊かにし得る限り，生命はより長く続いたほうが良いからである。医療・介護・福祉従事者は，このような価値観に基づいて，個別事例ごとに，本人の人生をより豊かにすること，少なくともより悪くしないことを目指して，本人のQOLの保持・向上および生命維持のために，どのような介入をする，あるいはしないのがよいかを判断する。

3. AHN導入に関する意思決定プロセスにおける留意点
   AHN導入および導入後の減量・中止についても，以上の意思決定プロセスおよびいのちの考え方についての指針を基本として考える。ことに次の諸点に配慮する。
   ①経口摂取の可能性を適切に評価し，AHN導入の必要性を確認する。
   ②AHN導入に関する諸選択肢（導入しないことも含む）を，本人の人生にとっての益と害という観点で評価し，目的を明確にしつつ，最善のものを見出す。
   ③本人の人生にとっての最善を達成するという観点で，家族の事情や生活環境についても配慮する。

〔日本老年医学会：高齢者ケアの意思決定プロセスに関するガイドライン　人工的水分・栄養補給の導入を中心として．5, 2012．http://www.jpn-geriat-soc.or.jp/info/topics/pdf/jgs_ahn_gl_2012.pdf（2018年10月1日アクセス）〕

な支援策をいかに決定していくのか」に焦点を当てて，2012（平成24）年には日本老年医学会から「高齢者ケアの意思決定プロセスに関するガイドライン，人工的水分・栄養補給の導入を中心として」[12]（以下，AHNガイドライン）が出された[表8]。これは，清水による「意思決定プロセス　情報共有—合意モデル」[13]にもとづいている（234ページ，[図1]）。

すなわち，倫理観と専門知識を有する医療チームのメンバーから意思決定プロセスにとって重要な情報が説明され，患者・家族と共有される。さらに，患者・家族からも価値観や人生計画などの情報が医療チームに説明され，患者・家族の思いや判断は当然揺れるが，それを医療チームは認め受け止めながら，最終的に合意に至るというモデルである。

高齢者が事前指示書を記していることはたいへん望ましいことであり，家族や医療・介護の関係者はその内容をふまえて高齢者にとっての最善を選択・決定することができる。しかし，自然死法やリビング・ウィル法などの法律によって終末期医療について規制しているアメリカでさえ，事前指示書を作成しない者が確実に存在することから，終末期医療の問題は事前指示書の普及によってすべて解決するものではないといえる。自分のことを信用できる他者に決めてほしいという「おまかせ」を善しとしてきた日本人ではなおさらである。

事前指示のない意思能力が低下した高齢者の医療・ケアについては，家族や医療関係者間によって，「高齢者本人にとって最善となる医療・ケア」をお互いの情報提供と話し合いのもとに検討し，選択していかなければなら

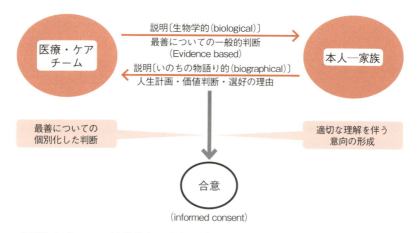

図1 意思決定プロセス 情報共有—合意モデル
〔清水哲郎:意思決定プロセス 情報共有—合意モデル　臨床倫理プロジェクト　臨床倫理OnLineセミナー　http://clinicalethics.ne.jp/cleth-prj/cleth_online/part1-3/now.html（2018年10月1日アクセス）〕

ない。しかし、実際は必ずしも図1に示したプロセスにそって高齢者本人にとって最善となる医療・ケアの決定に向けて円滑に進んでいくわけではない。行きつ戻りつしながら、あるいは、特に家族の気持ちは揺れているというのが通常である。もちろん、時間も要する。このような時間の経過もふまえると、これまでの言動などから高齢者本人の意思や価値観をどのようにとらえることができるのかを、より早期から家族とともに検討することは重要である。また、家族や医療・介護の関係者自身はどのような価値観を有して高齢者にとっての最善をとらえようとしているのか、その価値観は家族や医療・介護の関係者本位のものとなっていないかを、ともに整理し明らかにしながらプロセスを歩んでいくことが必要になる。

介護施設における認知症高齢者の看取り

　認知症高齢者に意思決定が求められ、また意思決定能力が低下した認知症高齢者の家族等に代諾が求められる重要テーマとして、最期をどこで過ごすのかということが挙げられる。胃瘻などのAHNや薬物療法をはじめとする治療など、どのような医療・介護が必要なのかによって、認知症高齢者が最期を過ごす場所は限定される場合があるが、介護施設における認知症高齢者の看取りは、今後、増加していくことが推定されている[14][図2]。

　そのため、介護施設の看護職員は、看取りに関する十分な知識と技術を学習することが求められている。その詳細については、次項「介護施設における看取り研修プログラム・介護施設における看護職のための系統的な研修プログラム」を参照してほしい。

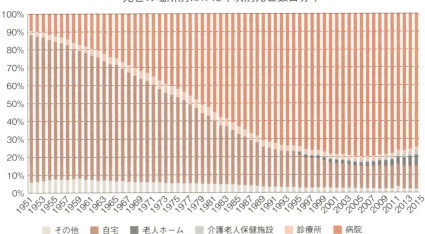

出典:平成27年人口動態調査

図2 看取りに関わる状況　死亡の場所(年次推移)
自宅等における死亡が減少し,医療機関における死亡が増加する傾向にあったが,近年は,医療機関以外の場所における死亡が微増する傾向にある。
〔http://www.mhlw.go.jp/file/05-Shingikai-12404000-Hokenkyoku-Iryouka/0000156003.pdf (2018年10月1日アクセス)〕

介護施設における看取り研修プログラム・介護施設における看護職のための系統的な研修プログラム

図3には，日本看護協会が提案する「介護施設等における看取り研修プログラム」を示した[1]。

看護職員は，生涯，学習し続けているし，また社会の変化に応じて学習し続けることを求められている。看取り研修にも積極的に参加し，これまでの看取りケアを振り返るとともに，認知症高齢者にとって最善の最期となるよう，看取りケアの質改善をめざしてほしい。

このほかにも，日本看護協会では，看護実務者に求められる知識・技術を学ぶことができるように研修プログラムを3系統24項目にまとめている［図4］。これらの研修プログラムをふまえて，研修プログラムの効果的な活用例も図5に示したので，参照してほしい。

研修目的：多職種協働による本人・家族の意思決定支援ならびに安らかな最期を迎えるための支援方法を学ぶ。

	内容		研修形式	所要時間
	大項目	小項目		
Ⅰ基礎知識編	老衰死および終末期の状態像の変化	・老衰死の状態像 ・終末期の状態の変化	講義	30分
	全人的苦痛	・身体・心理・社会的苦痛 ・スピリチュアルな苦痛		30分
	看取りに関する法律等	・医師法第20条但書と第21条 ・看取り介護加算		30分
	倫理的課題	・意思決定支援（本人・家族など）		
				計90分
Ⅱ実践編①	本人と家族の意向確認と説明	・意向確認の手順 ・状態説明のタイミング ・チーム内の役割分担	演習実技	30分
	苦痛緩和と予防的な対応	・症状アセスメント ・医師との連携 ・必要な医療提供 ・緩和ケアと日常ケアの評価・介護職等との連携		30分
	臨終時の調整	・調整のためのコミュニケーション ・グリーフケアの方法		30分
	家族の支援			
				計90分
Ⅲ実践編②	エンゼルケア	・一連の手順の確認	実技	45分
	多職種と連携したケアの仕組みづくり	・看取り指針・マニュアルの整備と活用 ・介護職等との情報共有・連携の方法 ・看取り後のケアの評価の在り方（カンファレンス等）	グループワーク	45分
				計90分
				総計270分

図3 日本看護協会が提案する介護施設等における看取り研修プログラム
〔https://www.nurse.or.jp/nursing/practice/professional/kangoshi-2/pdf/program2014.pdf（2018年10月1日アクセス）〕

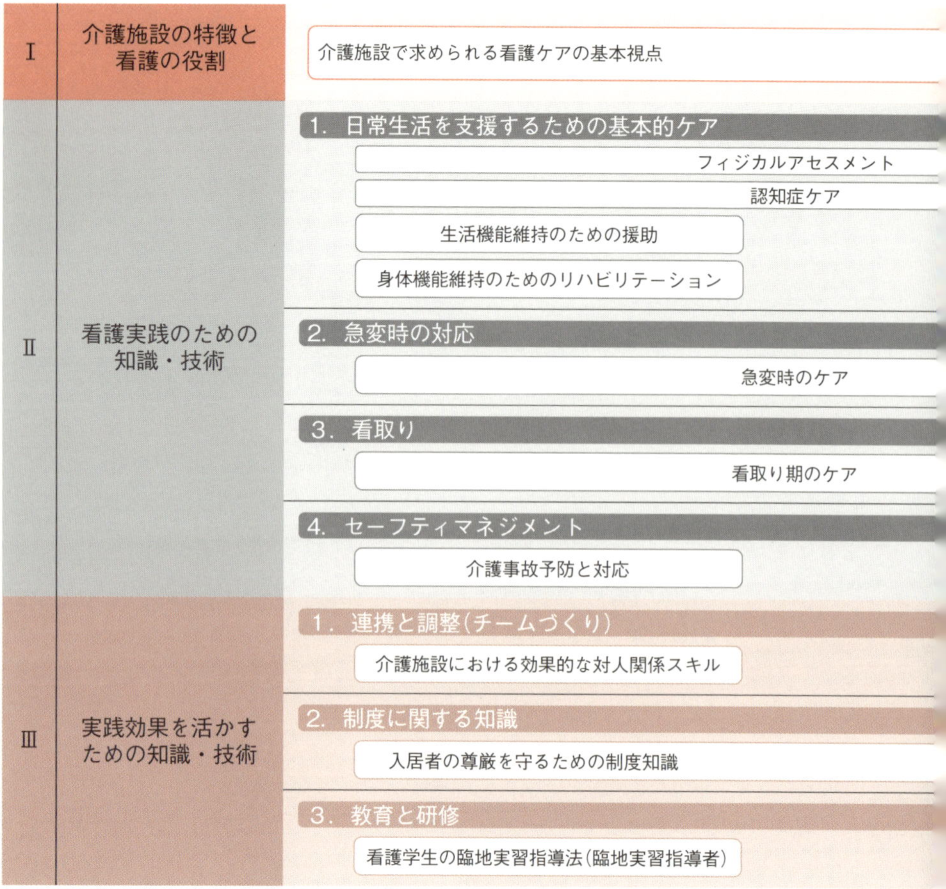

Ⅰ	介護施設の特徴と看護の役割	介護施設で求められる看護ケアの基本視点	
Ⅱ	看護実践のための知識・技術	1. 日常生活を支援するための基本的ケア	フィジカルアセスメント
			認知症ケア
			生活機能維持のための援助
			身体機能維持のためのリハビリテーション
		2. 急変時の対応	急変時のケア
		3. 看取り	看取り期のケア
		4. セーフティマネジメント	介護事故予防と対応
Ⅲ	実践効果を活かすための知識・技術	1. 連携と調整(チームづくり)	介護施設における効果的な対人関係スキル
		2. 制度に関する知識	入居者の尊厳を守るための制度知識
		3. 教育と研修	看護学生の臨地実習指導法(臨地実習指導者)

図4 3つの系統と研修の24項目
〔日本看護協会：介護施設における看護職のための系統的な研修プログラムのご提案
https://www.nurse.or.jp/nursing/practice/professional/kangoshi-2/pdf/jitsumusha.pdf
(2018年10月1日アクセス)〕

	暮らしを支えるアセスメント	
	基礎編	応用編
	基礎編	応用編

- 摂食・嚥下ケア
- 褥瘡ケア
- 排泄ケア

- 感染管理
- 施設における安全管理体制の整備
- 地域連携のための基礎知識
- 家族を含めた入居者の意思決定支援

介護領域における看護・介護に関する関連法規

看護学生の臨地実習体制づくり（臨地実習責任者） 看護職の資質向上のための教育・研修体制づくり

本研修プログラムは，3系統24項目の研修項目をあげていますが，全ての研修項目の実施を提案するものではありません。貴施設において強化したいテーマを設定し，本研修プログラムの中から必要な研修項目

1　医療的ケアの看護実践能力を強化したいときのプログラムの組み合わせ例

「フィジカルアセスメント」をテーマとして基軸に据えた場合，それに関連して強化したい研修項目をピックアップし組み合わせて実施する。残った研修項目については，次の企画等で実施する。

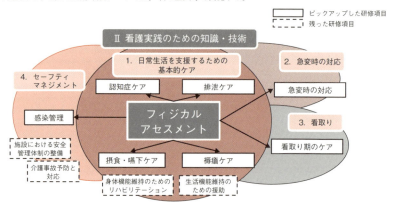

2　病院からの転職者が多いため，介護施設の特徴に応じた看護の役割を強化したいときの，プログラム組み合わせ例

「Ⅰ 介護施設の特徴と看護の役割」をテーマとして基軸に据えた場合，Ⅱ・Ⅲ系統の中から，入居者の生活援助の基礎知識として，必要と考えられる研修項目をピックアップし，付加する。

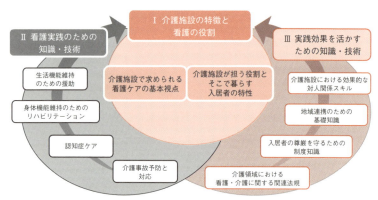

図5　研修プログラムの活用例
〔日本看護協会：介護施設における看護職のための系統的な研修プログラムのご提案　https://www.nurse.or.jp/nursing/practice/professional/kangoshi-2/pdf/jitsumusha.pdf（2018年10月1日アクセス）〕

をピックアップし，貴施設での研修を組み立てて下さい。
　以下，活用例をご紹介いたします。

施設における「看取り体制」を強化したいときのプログラムの組み合わせ例

本研修プログラムの「看取り期のケア」と，それに関連する研修項目を，Ⅰ～Ⅲ系統の中からピックアップする。更に，本研修プログラムにはないが，貴施設で取組んできた研修や，必要と考えられる研修を加える。このことによって，貴施設が従来行ってきた看取り期のケアを強化した研修を企画することができる。

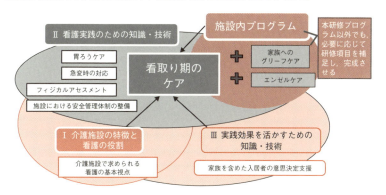

4 他施設・他団体との協働による実施モデル

自施設だけでは，限られた項目の研修しか実施できないことが多いが，他施設や職能団体，施設団体等とそれぞれの強みを出し合い，協働・連携することによって，系統的な研修の企画運営が可能となる。

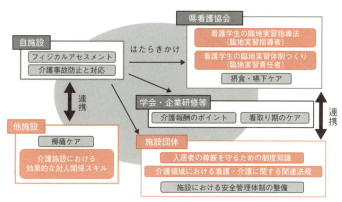

引用・参考文献

日本看護協会がめざす介護施設における看護職員の役割

1) 日本看護協会：平成24年度高齢者ケア施設で働く看護職の実態調査報告書. 2012.
2) 國松秀美：医療・介護現場における看護職と介護職の協働に関する研究の動向. 聖泉看護学研究 4：77-82, 2015.
3) 柴田(田上)明日香, 西田真寿美, 浅井さおりほか：高齢者の介護施設における看護職・介護職の連携・協働に関する認識. 老年看護学 7(2)：116-126, 2003.
4) 清水哲郎：本人・家族の意思決定を支える 治療方針選択から将来に向けての心積もりまで. 医療と社会 25(1)：35-48, 2015.
5) 日本看護協会：訪問看護・介護施設における看護管理者の確保・育成に関する方向性について(案) http://www.nurse.or.jp/nursing/zaitaku/kaigoshisetsu/pdf/hokosei.pdf (2018年10月1日アクセス)
6) 日本看護協会編：介護施設の看護実践ガイド. 医学書院, v-vii, 2013.

介護施設における看護

1) 谷本真理子, 黒田久美子, 田所良之ほか：高齢者ケアにおける日常倫理に基づく援助技術. 日本看護科学会誌 30(1)：25-33, 2010.

Chapter 1
倫理と高齢者の特性

介護施設における倫理的課題と看護職の責務

1) ELNEC-JGプロジェクトチーム：ELNEC-J高齢者カリキュラム指導者用ガイド 2014.
2) 桑田美代子ほか：高齢者施設におけるEnd-of-Lifeケアの阻害要因と推進要因；エキスパートを対象としたフォーカスグループインタビューから. 日本老年看護学会第19回学術集会抄録集, 188, 2014.
3) 日本看護協会：看護者の倫理綱領. http://www.nurse.or.jp/nursing/practice/rinri/rinri.html (2018年10月1日アクセス)
4) 日本老年医学会：「高齢者の終末期の医療およびケア」に関する日本老年医学会の「立場表明」2012. https://www.jpn-geriat-soc.or.jp/proposal/pdf/jgs-tachiba2012.pdf (2018年10月1日アクセス)
5) 日本老年医学会編：高齢者ケアの意思決定プロセスに関するガイドライン 人工的水分・栄養補給の導入を中心として. 医学と看護社, 2012.

老年期の身体・心理・社会的側面の特徴

1) 山崎智子監修, 井上郁編著：明解看護学双書6 老年看護学. 金芳堂, 9, 2004.
2) 田中靖代：食べるって楽しい 看護・介護のための摂食・嚥下リハビリ. 日本看護協会出版会, 29, 2001.
3) 前掲書1), 144.
4) 日本老年医学会編：老年医学テキスト 改訂第3版. メジカルビュー社, 2008.
5) 北川公子ほか：系統看護学講座 専門分野II 老年看護学 第7版. 医学書院, 2010.
6) 堀内ふき, 大渕律子ほか：ナーシング・グラフィカ 26 老年看護学 高齢者の健康と障害 第2版. メディカ出版, 2008.

認知症に対する理解とケア

1) 鳥羽研二・佐々木英忠・荒井啓行ほか：系統看護学講座 専門分野II 老年看護 病態・疾患論 第5版. 医学書院, 135-136, 2018.
2) 本間昭ほか：地域における認知症対応実践講座I 第1版. 特定非営利活動法人高齢者医療研究機構, 2008.
3) 長谷川和夫ほか：新しい認知症介護 第2版. 認知症介護研修センター, 2010.
4) 諏訪さゆり：認知症のケアとお薬のガイドブック. ワールドプランニング, 9, 2011.
5) 日本認知症ケア学会監修：地域における認知症対応 実践講座II. 2005.
6) 特集 知っていますか？ レビー小体型認知症と前頭側頭型認知症. りんくる 4(3)：3-17, 2008.
7) 苛原実編著：認知症の方の在宅医療. 南山堂, 2010.

Chapter 2
看護の役割と看護実践

利用開始時の援助

1) 堀内ふき, 大渕律子, 諏訪さゆり編：ナーシング・グラフィカ 老年看護学① 高齢者の健康と障害. メディカ出版, 2011.
2) 堀内ふき, 大渕律子, 諏訪さゆり編：ナーシング・グラフィカ 老年看護学② 高齢者看護の実践. メディカ出版, 2011.

呼吸に関するケア(吸引含む)

1) 竹尾惠子監修：看護技術プラクティス 第2版. 学研メディカル秀潤社, 2009.
2) 厚生労働省：介護職員等によるたんの吸引等(特定の者対象)研修の指導者用マニュアル. 2011.
3) 前原澄子, 野口美和子監修：図説新臨床看護学全書第7巻 呼吸機能の障害と看護(2). 同朋社, 1991.
4) 正木治恵, 真田弘美編：看護学テキストシリーズ NiCE 老年看護学概論 「老いを生きる」を支えることとは. 南江堂, 2011.
5) 真田弘美, 正木治恵編：看護学テキストシリーズ NiCE 老年看護学技術 最後までその人らしく生きることを支援する. 南江堂, 2011.
6) 水谷信子, 水野俊子, 高山成子, 高崎絹子：最新老年看護学 改訂版. 日本看護協会出版会, 2011.
7) 川島みどり：老年看護学. 看護の科学社, 2010.
8) 大久保昭行監修：健康の地図. 講談社, 1998.
9) 平井俊策：新・老化学. ワールドプランニング, 2005.
10) 亀井智子編：根拠と事故防止からみた老年看護技術. 医学書院, 2012.
11) 浅river浩一郎ほか：系統看護学講座専門Ⅱ 成人看護学② 呼吸器. 医学書院, 2011.

循環に関するケア

1) 前原澄子, 野口美和子監修：図説新臨床看護学全書第7巻 呼吸機能の障害と看護(2). 同朋舎, 1991.
2) 正木治恵, 真田弘美編：看護学テキストシリーズ NiCE 老年看護学概論 「老いを生きる」を支えることとは. 南江堂, 2011.
3) 真田弘美, 正木治恵編：看護学テキストシリーズ NiCE 老年看護学技術 最後までその人らしく生きることを支援する. 南江堂, 2011.
4) 水谷信子, 水野俊子, 高山成子, 高崎絹子：最新老年看護学 改訂版. 日本看護協会出版会, 2011.
5) 川島みどり：老年看護学. 看護の科学社, 2010.
6) 大久保昭行監修：健康の地図帳. 講談社, 1998.
7) 平井俊策：新・老化学. ワールドプランニング, 2005.
8) 厚生労働省：平成23年版厚生労働白書. 2011.
9) 亀井智子編：根拠と事故防止からみた老年看護技術. 医学書院, 2012.
10) 山田律子, 井出訓編：生活機能からみた老年看護過程+病態・生活機能関連図. 医学書院, 2008.

体温調節に関するケア

1) 亀井智子編：根拠と事故防止からみた老年看護技術 第2版. 医学書院, 40, 2016.
2) 北川公子ほか：系統看護学講座 専門分野Ⅱ 老年看護学 第9版. 医学書院, 226-228, 2018.
3) 前原澄子, 野口美和子監修：図説新臨床看護学全書第9巻 調節機能の障害と看護(2). 同朋舎, 1991.
4) 大久保昭行監修：健康の地図帳. 講談社, 1998.
5) 真田弘美, 正木治恵編：看護学テキストシリーズ NiCE 老年看護学技術 最後までその人らしく生きることを支援する. 南江堂, 2011.

睡眠に関するケア

1) 萩野悦子：不眠の原因. 北川公子ほか：系統看護学講座 専門分野Ⅱ 老年看護学 第9版. 医学書院, 189, 2018.
2) 真田弘美, 正木治恵編：看護学テキストシリーズ NiCE 老年看護学技術 最後までその人らしく生きることを支援する. 南江堂, 2011.
3) 日本老年医学会：高齢者の安全な薬物療法ガイドライン2005. メジカルビュー社, 2005.
4) 正木治恵編：パーフェクト臨床実習ガイド——ライフステージに沿った看護技術と看護の展開. 老年看護実習ガイド. 照林社, 2007.

移動・姿勢保持に関するケア

1) 真田弘美・正木治恵編：看護学テキストシリーズ NiCE 老年看護学技術 最後までその人らしく生きることを支援する. 南江堂, 66, 2011.
2) 北川公子ほか：系統看護学講座 専門分野Ⅱ 老年看護学 第7版. 医学書院, 2010.

食べる・飲むためのケア

1) 前原澄子, 野口美和子監修：図説新臨床看護学全書第8巻　栄養機能の障害と看護. 同朋舎, 1991.
2) 山田律子, 井出訓編：生活機能からみた老年看護過程+病態・生活機能関連図. 医学書院, 2008.
3) 大久保昭行監修：健康の地図帳. 講談社, 1998.
4) 大田仁史, 三好春樹監修：完全図解　新しい介護. 講談社, 2003.
5) 清水哲郎, 会田薫子：高齢者ケアと人工栄養を考える本人・家族のための意思決定プロセスノート. 臨床倫理プロジェクト, 2013.
6) 中島紀恵子, 石垣和子監修：高齢者の生活機能再獲得のためのケアプロトコール　連携と協働のために. 日本看護協会出版会, 2010.

排泄に関するケア

1) 西村かおる編：コンチネンスケアに強くなる排泄ケアブック. 学研メディカル秀潤社, 19, 2009.
2) 前掲書1). 30.
3) 前掲書1). 87.
4) 西村かおる：排便のコンチネンスケアの実際. 連載 よくわかる排泄障害に強くなる！9　コンチネンスケア12の疑問其ノ九. 月刊ナーシング 26(14)：85, 2006.

皮膚に関するケア

1) 溝上祐子編著：カラー写真とイラストで見てわかる！創傷管理 予防的スキンケア・褥瘡から創傷治療の実際. メディカ出版, 75, 2006.
2) 日本褥瘡学会：DESIGN-R® 褥瘡経過評価用. 2008. http://www.jspu.org/jpn/info/pdf/design-r.pdf (2018年10月1日アクセス)
3) European Pressure Ulcer Advisory Panel and National Pressure Ulcer Advisory Panel. Prevention and treatment of pressure ulcers：quick reference guide. Washington DC：National Pressure Ulcer Advisory Panel；2009.
4) 渡辺晋一ほか：系統看護学講座 専門分野Ⅱ 皮膚　第13版. 医学書院, 250, 2013.
5) 前掲書1). 43.
6) 真田弘美・正木治恵編：看護学テキストシリーズ NiCE 老年看護学技術　最後までその人らしく生きることを支援する. 南江堂, 2011.
7) 日本褥瘡学会：褥瘡予防・管理ガイドライン. 照林社, 2009.
8) 日本褥瘡学会：褥瘡ガイドブック. 照林社, 2012.

身体の清潔に関するケア

1) 阿曽洋子ほか：基礎看護技術　第7版. 医学書院, 2011.
2) 堀内ふき, 大渕律子, 諏訪さゆり編：ナーシング・グラフィカ 老年看護学① 高齢者の健康と障害. メディカ出版, 2011.
3) 堀内ふき, 大渕律子, 諏訪さゆり編：ナーシング・グラフィカ 老年看護学② 高齢者看護の実践. メディカ出版, 2011.

身だしなみに関するケア

1) 阿曽洋子ほか：基礎看護技術. 第7版, 医学書院, 2011.
2) 堀内ふき, 大渕律子, 諏訪さゆり編：ナーシング・グラフィカ 老年看護学① 高齢者の健康と障害. メディカ出版, 2011.
3) 堀内ふき, 大渕律子, 諏訪さゆり編：ナーシング・グラフィカ 老年看護学② 高齢者看護の実践. メディカ出版, 2011.

薬の管理

1) 厚生労働省：高齢者の医薬品適正使用の指針（総集編）について, 平成30年5月29日　https://www.mhlw.go.jp/file/04-Houdouhappyou-11125000-Iyakushokuhinkyoku-Anzentaisakuka/0000209385.pdf (2018年10月1日アクセス)
2) 日本老年医学会：高齢者の安全な薬物療法ガイドライン2015. メジカルビュー社, 13, 2015.
3) 前掲書2). 26-38.
4) 秋下雅弘：ベッドサイドの高齢者の診かた. 老健2011年3月号：33-39.
5) 堀内ふきほか：ナーシング・グラフィカ26, 老年看護学① 高齢者の健康と障害. メディカ出版, 212, 2005.
6) 日本老年医学会編：老年医学テキスト　改訂第3版. メジカルビュー社, 2008.
7) 北川公子ほか：系統看護学講座 専門分野Ⅱ 老年看護学. 第7版, 医学書院, 2010.
8) 高崎絹子ほか：最新老年看護学. 日本看護協会出版会, 2005.
9) 福島紀子編：薬剤師として身につけておきたい老年薬学プラクティス. 南江堂, 2011.

10) 伊賀立二ほか：くすりの地図帳. 講談社, 2007.
11) 特定非営利活動法人特養ホームを良くする市民の会：特養ホームにおける利用者の薬の服用状況調査概要. 2007.
12) 藤澤節子：介護者が知っておきたい薬のはたらきとつかいかた. 中央法規, 11-31, 2010.
13) 高久史麿ほか監修：治療薬マニュアル 2018. 医学書院, 2018.
14) 榊原幹夫ほか：症状別 在宅・施設で高齢者によく使われるくすり. コミュニティケア 13(14)：61-112, 2011.

Column
介護施設でのポリファーマシー

1) Masnoon N., Shakib S., Kalisch-Ellett L., et al : What is polypharmacy? A systematic review of definitions. BMC Geriatrics 17：230, 2017.
2) 厚生労働省：高齢者の医薬品適正使用の指針 総集編, 2018　https://www.mhlw.go.jp/content/11121000/kourei-tekisei_web.pdf（2022年12月5日アクセス）
3) 日本老年医学会：高齢者の安全な薬物療法ガイドライン 2015. 12, 2015.
4) 厚生労働科学研究費補助金（長寿科学総合研究事業）高齢者に対する適切な医療提供に関する研究班：高齢者に対する適切な医療提供の指針. 2010.
5) 日本薬学会：薬学用語解説　有害事象. http://www.pharm.or.jp/dictionary/wiki.cgi?%E6%9C%89%E5%AE%B3%E4%BA%8B%E8%B1%A1（2018年10月1日アクセス）
6) 厚生労働省：高齢者の医薬品適正使用の指針　各論編（療養環境別）, 2019　https://www.mhlw.go.jp/content/11120000/000568037.pdf（2022年12月5日アクセス）

緊急時の対応（事故も含む）

1) 岩田充永：JJNスペシャル高齢者救急 急変予防＆対応ガイドマップ. 医学書院, 2010.
2) 伊刈弘之：認知症高齢者の身体状態. 見方と急変対応. 日総研, 2007.
3) 日本老年医学会編：高齢者の安全な薬物療法ガイドライン 2005. メジカルビュー社, 2005.
4) 厚生労働省：特別養護老人ホームの設備及び運営に関する基準.
5) 日本老年看護学会介護施設の看護職におけるケア管理研究班：平成20・21年度厚生労働省老人保健事業推進等補助金（老人保健健康増進等事業）介護施設の看護職におけるケア管理に関する調査研究事業 報告書. http://184.73.219.23/rounenkango/kenkyu/pdf/調査報告書2009.pdf（2018年10月1日アクセス）
6) 亀井智子編：根拠と事故防止からみた老年看護技術. 医学書院, 2012.
7) アメリカ心臓協会：心肺蘇生と救急心血管治療のためのガイドライン 2010.（2010 American Heart Association Guidelines for CPR and ECC）

看取りの援助

1) 時田純：ケアは一人ひとりの天寿を支えるためにある. 人生の終幕を託される介護者は, 最高の誠意で応える. GPnet 53(1)：18-22, 2007.
2) 日本老年医学会：「高齢者の終末期の医療およびケア」に関する老年医学会の立場表明 2012. http://www.jpn-geriat-soc.or.jp/proposal/pdf/jgs-tachiba2012.pdf（2018年10月1日アクセス）
3) 櫻井紀子：高齢者ケア施設での重度化対応ケア＆看取りケアマニュアル教本. 日総研, 2011.
4) 特別養護老人ホームにおける施設サービスの質担保に関する検討会：特別養護老人ホームにおける看取り介護ガイドライン 特別養護老人ホームにおける施設サービスの質担保に関する検討報告書. 平成18年度厚生労働省老人保健事業推進等補助金, 2007.
5) 特別養護老人ホームにおける施設サービスの質確保に関する検討委員会：特別養護老人ホームにおける看取り介護ガイドライン──特別養護老人ホームにおける施設サービスの質確保に関する検討報告書 別冊. 三菱総合研究所, 2007.
6) シルバー総合研究所：看取りケアと重度化対応ケアマニュアル. 日総研, 2007.
7) 伊集雅治・井部俊子監修：特別養護老人ホーム看護実践ハンドブック. 中央法規, 2006.
8) 櫻井紀子監修：「死にゆく人」へのケア　高齢者介護福祉施設での看取りケア指導テキスト. 筒井書房, 2009.

Column
介護施設で実践する「人生の最終段階における医療・ケアの決定プロセスに関するガイドライン」

1) 厚生労働省：人生の最終段階における医療・ケアの決定プロセスに関するガイドライン. http://www.mhlw.go.jp/file/04-Houdouhappyou-

10802000-Iseikyoku-Shidouka/0000197701.pdf（2018年10月1日アクセス）
2) 厚生労働省：人生の最終段階における医療・ケアの決定プロセスに関するガイドライン　解説編．http://www.mhlw.go.jp/file/04-Houdouhappyou-10802000-Iseikyoku-Shidouka/0000197702.pdf（2018年10月1日アクセス）
3) 「日本看護協会が提案する介護施設等における看取り研修プログラム」https://www.nurse.or.jp/nursing/practice/professional/kangoshi-2/pdf/program2014.pdf（2018年10月1日アクセス）

Column
「情報通信機器（ICT）を利用した
死亡診断等ガイドライン」
1) 厚生労働省：情報通信機器（ICT）を利用した死亡診断等ガイドライン

利用終了時の援助
1) 堀内ふき，大渕律子，諏訪さゆり編：ナーシング・グラフィカ　老年看護学①　高齢者の健康と障害．メディカ出版，2011．
2) 堀内ふき，大渕律子，諏訪さゆり編：ナーシング・グラフィカ　老年看護学②　高齢者看護の実践．メディカ出版，2011．

Chapter 3
介護施設での看護実践の仕組みづくり

施設における組織体制の理解
1) 髙木晴夫：組織マネジメント戦略．有斐閣，2005．
2) スティーブン P.ロビンス著，髙木晴夫訳：新版　組織行動のマネジメント――入門から実践へ．ダイヤモンド社，2012．
3) 日本看護協会：高齢者ケア施設で働く看護職員の実態調査報告書．2013．
4) 井部俊子ほか監修：看護管理学習テキスト第2巻　看護組織論　第2版．日本看護協会出版会，2012．
5) 杉山孝博ほか：特集 多職種連携で成功する在宅・施設での口腔ケア．コミュニティケア11（13）：2009．
6) 山口裕幸：チームワークの心理学――よりよい集団づくりをめざして．サイエンス社，8-14，2008．

多職種チームの形成
1) 福祉職員生涯研修推進委員会編：福祉職員生涯研修課程　改訂　福祉職員研修テキスト基礎編．社会福祉法人全国社会福祉協議会，69，2009．

施設を超えた連携
1) 福祉職員生涯研修推進委員会編：福祉職員生涯研修課程　改訂　福祉職員研修テキスト基礎編．社会福祉法人全国社会福祉協議会，23，2009．
2) 伊藤雅治ほか：特別養護老人ホーム看護実践ハンドブック．中央法規，2006．
3) 全国老人福祉施設協議会：全社協　福祉ビジョン2011．日本医療企画，2010．
4) 田中滋：社会保障制度と提供体制――政治と政策．医療経済研究機構，2011．

家族支援
1) 牛田貴子：ケア場面で考える家族看護の展開．SMS，2009．
2) 森山美知子編：ファミリーナーシングプラクティス　家族看護の理論と実践．医学書院，2001．
3) 全国訪問看護事業協会監修，篠田道子編：ナースのための退院調整　院内チームと地域連携のシステムづくり．日本看護協会出版会，2007．
4) 正木治恵，真田弘美編：看護テキストシリーズNiCE　老年看護学概論「老いを生きる」を支えることとは．南江堂，2011．
5) 北川公子ほか：系統看護学講座専門Ⅱ　老年看護学．医学書院，2010．
6) 牛田貴子：「退院後の適応を促す予防的家族看護介入プログラム」の実際．家族看護9（2）：74-83，2011．

安全管理
1) 厚生労働省：市町村・都道府県における　高齢者虐待への対応と養護者支援について　Ⅰ高齢者虐待防止の基本．2018．http://www.mhlw.go.jp/file/06-Seisakujouhou-12300000-Roukenkyoku/1.pdf（2018年10月1日アクセス）
2) 厚生労働省：令和元年度「高齢者虐待の防止，高齢者の養護者に対する支援等に関する法律」に基づく対応状況等に関する調査結果．http://www.mhlw.go.jp/content/12304250/000708459.pdf（2021年3月10日アクセス）
3) 厚生労働省：市町村・都道府県における　高齢者

虐待への対応と養護者支援について Ⅲ 養介護施設従事者等による虐待への対応. 2018. http://www.mhlw.go.jp/file/06-Seisakujouhou-12300000-Roukenkyoku/3_1.pdf (2018年10月1日アクセス)
4) 田宮菜奈子, 阿部芳道, 山本秀樹：根拠にもとづく高齢者施設ケア. 金芳堂, 75, 2010.
5) 山田茂ほか：改訂版安全な介護 ポジティブリスクマネジメント. ブリコラージュ, 2009.
6) 特別養護老人ホームにおける施設サービスの質確保に関する検討委員会：特別養護老人ホームにおける介護事故予防ガイドライン──特別養護老人ホームにおける施設サービスの質確保に関する報告書 別冊. 三菱総合研究所, 2007.
7) 松下由美子ほか：ナーシング・グラフィカEX 医療安全. メディカ出版, 2009.
8) 井部俊子ほか監修：看護管理学習テキスト第3巻 看護マネジメント論 第2版. 日本看護協会出版会, 2011.

感染管理

1) 佐渡山尚子：患者の隔離の落とし穴. 大湾知子, 藤田次郎編：もっといい方法がみつかる目からウロコの感染対策. 南江堂, 43, 2012.
2) 厚生労働省：平成24年度老人保健健康増進等事業 介護施設の重度化に対応したケアのあり方に関する研究事業 高齢者介護施設における感染対策マニュアル. 2013.
3) 徳田安春：Dr.徳田のバイタルサイン講座. 日本医事新報社, 96, 2012.
4) 特別養護老人ホームにおける施設サービスの質確保に関する検討委員会：特別養護老人ホームにおける感染対策ガイドライン──特別養護老人ホームにおける施設サービスの質確保に関する検討報告書 別冊. 三菱総合研究所, 2007.
5) インフェクションコントロール編集室：感染対策完全図解マニュアル. メディカ出版, 2009.
6) 厚生労働省：平成24年度老人保健健康増進等事業, 介護施設の重度化に対応したケアのあり方に関する研究事業 高齢者介護施設における感染対策マニュアル. 2013.

記録と個人情報の取り扱い

1) 大口祐矢：看護の現場ですぐに役立つ看護記録の書き方. 秀和システム, 2015.
2) 富川雅美：よくわかる介護記録の書き方 第5版. メディカルフレンド社, 2017.
3) 是枝祥子ほか編：介護が見える評価ができる 介護職のための記録の書き方 改訂版. 看護の科学社, 2012.

Chapter 4
専門的知識・技術の習得と充実のための体制づくり

研修体制

1) 介護保険法規研究会：介護保険六法 平成21年度版. 中央法規, 2009.
2) 老人福祉法制研究会：高齢者の尊厳を支える介護. 法研, 2003.
3) 伊藤雅治ほか：特別養護老人ホーム看護実践ハンドブック. 中央法規, 2006.
4) 後閑容子：エビデンスに基づく高齢者ケア. 中央法規, 2006.
5) Janet Weber著, 森山美知子訳：看護診断のための看護アセスメント. 医学書院, 1994.
6) 渋谷美香：はじめての教育委員 研修企画のキホン. 日本看護協会出版会, 2010.

看護学生の実習

1) 文部科学省：看護学教育の在り方に関する検討会報告書. 2002.
2) 厚生労働省：看護教育の内容と方法に関する検討会報告書. 2011.
3) 亀山直子ほか：特集 臨地実習指導に問われるもの. 看護教育46(2), 2005.
4) 武井麻子ほか：特集 看護学実習──教員・指導者・学生, 三者の体験から. 看護教育46(11)：914-996, 2005.
5) 広瀬れい子ほか：特集 臨床との連携で効果をあげる看護教育. 看護教育47(10)：876-898, 2006.
6) 日本看護系大学協議会広報・出版委員会編：看護学教育Ⅲ 看護実践能力の育成. 日本看護協会出版会, 2008.
7) レバドトニエ, マーサA.トンプソン著, 中西睦子, 荒井唱子訳：看護学教育のストラテジー. 医学書院, 1993.
8) 杉森みどり：看護教育学 第2版増補版. 医学書院, 1992.
9) グレッグ美鈴, 池西悦子：看護教育学. 南江堂, 2009.
10) 堀内ふき, 大渕律子, 諏訪さゆり編：ナーシング・グラフィカ 老年看護学② 高齢者看護の実践. メディカ出版, 2011.

資 料

認知症の基礎知識

1) 内閣府：令和5年度版高齢社会白書. http://www8.cao.go.jp/kourei/whitepaper/w-2023/zenbun/pdf/1s1s_01.pdf(2024年2月1日アクセス)

2) 厚生労働省：認知症施策推進総合戦略. http://www.mhlw.go.jp/stf/seisakunitsuite/bunya/0000064084.html(2018年10月1日アクセス)

3) 厚生労働科学研究費補助金認知症対策総合研究事業. 都市部における認知症有病率と認知症の生活機能障害への対応. 平成23年度～平成24年度総合研究報告書. 研究代表者 朝田隆. 119, 2013.

4) 厚生労働省：平成28年 国民生活基礎調査の概況. 4. http://www.mhlw.go.jp/toukei/saikin/hw/k-tyosa/k-tyosa16/dl/02.pdf(2018年10月1日アクセス)

5) 厚生労働省：2022(令和4)年 国民生活基礎調査の概況. 29. http://www.mhlw.go.jp/toukei/saikin/hw/k-tyosa/k-tyosa22/dl/14.pdf(2024年2月1日アクセス)

6) 厚生労働省：2022(令和4)年人口動態統計. http://www.mhlw.go.jp/toukei/saikin/hw/jinkou/kakutei22/dl/09_h5.pdf(2024年2月1日アクセス)

7) 朝田隆, 諏訪さゆりほか：都市部における認知症有病率と認知症の生活機能障害への対応. 平成24年度厚労科学研究費補助金(認知症対策総合研究事業)報告書, 2013. 一部改変).

8) 髙橋眞理奈, 諏訪さゆり, 松浦美知代ほか：生活障害へのケアを受けた認知症高齢者に関する終末期の病みの軌跡の検討――「口から食べること」に焦点を当てて. こころと文化16(2)：138-147, 2017.

9) 繁田雅弘：認知症の行動・心理症状(BPSD)を理解するために. 認知症ケア事例ジャーナル3(4)：371-375, 2011.

10) 厚生労働省：人生の最終段階における医療・ケアの決定プロセスに関するガイドライン. 2018. http://www.mhlw.go.jp/file/04-Houdouhappyou-10802000-Iseikyoku-Shidouka/0000197701.pdf(2018年10月1日アクセス)

11) 厚生労働省：「人生の最終段階における医療の決定プロセスに関するガイドライン」の改訂について http://www.mhlw.go.jp/stf/houdou/0000197665.html(2018年10月1日アクセス)

12) 日本老年医学会：高齢者ケアの意思決定プロセスに関するガイドライン, 人工的水分・栄養補給の導入を中心として. 2012. https://www.jpn-geriat-soc.or.jp/proposal/pdf/jgs_ahn_gl_2012.pdf(2018年10月1日アクセス)

13) 清水哲郎：意思決定プロセス 情報共有――合意モデル 臨床倫理プロジェクト 臨床倫理OnLineセミナー http://clinicalethics.ne.jp/cleth-prj/cleth_online/part1-3/now.html(2018年10月1日アクセス)

14) 厚生労働省：厚生統計要覧(平成29年度). 第1-25表 http://www.mhlw.go.jp/toukei/youran/indexyk_1_2.html(2018年10月1日アクセス)

介護施設における看取り研修プログラム・介護施設における看護職のための系統的な研修プログラム

1) 日本看護協会：日本看護協会が提案する 介護施設等における看取り研修プログラム. https://www.nurse.or.jp/nursing/practice/professional/kangoshi-2/pdf/program2014.pdf(2018年10月1日アクセス)

おわりに

　2014（平成26）年に成立した「地域における医療と介護の総合的な確保を図るための関係法律の改正に関する法律」では効率的で質の高い医療提供と地域包括ケアシステムの構築をめざし，現在，地域医療構想の実現や地域包括ケアシステムを構築するため，地域ごとでの検討が進んでいます。医療においては在宅医療の需要が増えることが予測されており，それを受け止めるところは自宅や介護施設であり，制度の改正によって，ますます医療依存度が高く，独居等の高齢者が介護施設に「暮らしの場」を移すことが予測されています。そのような背景を考えると，介護施設での看護は，多職種との連携や調整を密にしながら，健康管理と権利擁護を基盤に，その人らしい暮らし，人生の送り方，穏やかな看取りを支えるなど期待される役割はますます大きくなっています。

　この『介護施設の看護実践ガイド』は，2013年に初版を日本看護協会が編集し，介護施設で働く看護職に向けて，彼らがケアの変革者になることを願って出版したもので，発行当時から大きな反響をいただきました。その後，5年が経過し，介護施設を取り巻く環境も変化してきたことを受けて，第2版の作成に取り掛かりました。短期間での執筆に協力していただいた方々に感謝を申し上げます。

　介護施設で働く看護職が，このガイドに沿って，日々の実践を振り返り，そして利用者の方々へのより丁寧なケアの提供と，社会の期待に沿う実践結果を残すための糧となることを願っています。

2018年10月

公益社団法人　日本看護協会
副会長　齋藤訓子

執筆者一覧(執筆順)

福井トシ子	国際医療福祉大学大学院教授／前 公益社団法人 日本看護協会 会長
齋藤訓子	関東学院大学看護学部教授／前 公益社団法人 日本看護協会 副会長
酒井郁子	千葉大学大学院看護学研究院先端実践看護学部門 教授
吉岡佐知子	松江市立病院看護局 看護局長 老人看護専門看護師
得居みのり	大阪信愛学院大学看護学部 准教授
佐藤まつ子	前 社会福祉法人くすのき 特別養護老人ホーム メイサムホール 施設長
古原幸子	社会福祉法人若竹大寿会 若竹苑
玉谷歌子	社会福祉法人久寿会 特別養護老人ホーム中の郷 看護課長
松尾美智代	社会福祉法人緑成会 特別養護老人ホーム緑の郷 看護課長
吉野広美	社会福祉法人竹生会 芭蕉苑介護老人福祉施設 介護部長
鈴木恵美子	一般社団法人横浜メディカルグループ YMG看護部顧問
荒木暁子	東邦大学看護学部 教授／前 公益社団法人 日本看護協会 常任理事
石﨑智美	前 公益社団法人 日本看護協会 医療政策部在宅看護課
新田美里	前 公益社団法人 日本看護協会 医療政策部在宅看護課
佐藤文美	複合型サービスじゃんけんぽん観音寺 計画作成担当 老人看護専門看護師
戸谷幸佳	群馬県立県民健康科学大学看護学部看護学科 講師 老人看護専門看護師
加藤佳代子	医療法人社団哺育会 介護老人保健施設ナーシングプラザ港北 看護部長
橋本美香	東北文教大学人間科学部人間関係学科 教授
諏訪さゆり	千葉大学大学院看護学研究院生活創成看護学研究部門 教授

医学監修

大蔵 暢	やまと在宅診療所大崎 院長

編集
公益社団法人 日本看護協会

齋藤訓子	関東学院大学看護学部教授／前 公益社団法人 日本看護協会 副会長
荒木暁子	東邦大学看護学部 教授／前 公益社団法人 日本看護協会 常任理事
和田幸恵	前 公益社団法人 日本看護協会 事業局長
沼田美幸	前 公益社団法人 日本看護協会 健康政策部 部長
堀川尚子	公益社団法人 日本看護協会 医療政策部 在宅看護課 社会保険・調査研究担当専門職

2012年度 介護施設における看護の機能強化に関する検討委員会 [*:委員長]

- 井部俊子* 聖路加看護大学／学長
- 牛田貴子 信州大学医学部保健学科看護学専攻／准教授
- 海老根典子 社会福祉法人練馬区社会福祉事業団 富士見台特別養護老人ホーム／施設長
- 齋藤信子 社会福祉法人仙台ビーナス会 特別養護老人ホーム白東苑／苑長
- 関口敬子 社会福祉法人えがりて 特別養護老人ホーム吹上苑／施設長
- 橋本美香 山形県立保健医療大学看護学科老年看護学／准教授
- 本間郁子 特定非営利活動法人 特養ホームを良くする市民の会／理事長
- 松本佐知子 財団法人ニッセイ聖隷健康福祉財団 松戸ニッセイ聖隷クリニック看護介護課／課長 老人看護専門看護師
- 吉田敬子 社団医療法人久仁会 介護老人保健施設ヴィラ加賀野／看護部長

2012年度 介護施設の看護実践ガイド（案）の検証ワーキンググループ

- 塩塚優子 医療法人社団慶成会 青梅慶友病院／ケアマネジメント室長 老人看護専門看護師
- 橋本美香 山形県立保健医療大学看護学科老年看護学／准教授
- 松本佐知子 財団法人ニッセイ聖隷健康福祉財団 松戸ニッセイ聖隷クリニック看護介護課／課長 老人看護専門看護師
- 森山祐美 社会医療法人 製鉄記念広畑病院／老人看護専門看護師
- 吉田敬子 社団医療法人久仁会 介護老人保健施設ヴィラ加賀野／看護部長

（以上の所属は，2013年3月31日現在）

2011年度 介護施設における看護の機能強化に関する検討委員会 [*:委員長]

- 井部俊子* 聖路加看護大学／学長
- 梅田三智代 医療法人社団健成会 介護老人保健施設リバーサイド御薬園／副施設長
- 小野幸子 公立大学法人宮城大学看護学部老年看護学領域／教授
- 川崎千鶴子 社会福祉法人うらら 特別養護老人ホームみずべの苑／施設長
- 齋藤信子 社会福祉法人仙台ビーナス会 特別養護老人ホーム白東苑／苑長
- 白川美保子 社会福祉法人悠人会 特別養護老人ホームベルライブ／施設長
- 諏訪さゆり 千葉大学大学院看護学研究科訪問看護学教育研究分野／教授
- 田口将人 社会福祉法人和光会 特別養護老人ホームナーシングケア寺田／施設長
- 本間郁子 特定非営利活動法人 特養ホームを良くする市民の会／理事長
- 松本佐知子 財団法人湯浅報恩会 寿泉堂綜合病院法人看護部／係長 老人看護専門看護師

2011年度 介護施設の看護実践ガイド編集チーム

- 塩塚優子 医療法人社団慶成会 青梅慶友病院／ケアマネジメント室長 老人看護専門看護師
- 松本佐知子 財団法人湯浅報恩会 寿泉堂綜合病院法人看護部／係長 老人看護専門看護師
- 森山祐美 社会医療法人 製鉄記念広畑病院／老人看護専門看護師

（以上の所属は，2012年3月31日現在）

医学監修

- 大蔵 暢 東京ミッドタウンクリニック シニア医療部／部長

編集

- 齋藤訓子 公益社団法人 日本看護協会／常任理事

担当部署
- 村中峯子 事業開発部／部長
- 中谷順子 事業開発部／チーフマネジャー
- 岡庭直子 事業開発部

（以上の所属は，2013年6月1日現在）

索引

数字・欧文

1号用紙　198
4大認知症の特徴　222
ACE阻害薬　115
ACP（advance care planning：アドバンス・ケア・プランニング）　140, 232
ADL（activities of daily living：日常生活動作）　31, 38
ARB　115
BPSD（behavioral and psychological symptoms of dementia：行動・心理症状）　24, 223, 226-228
　──のケア　24, 126
　──の薬物療法と安全管理　230
　⇒行動・心理症状も見よ
Ca拮抗薬　115
DESIGN-R®2020 褥瘡評価用　91, 92
DOAC　115
DPP-4阻害薬　117
GLP-1受容体作動薬　117
IADL（instrumental activities of daily living：手段的日常生活動作）　34
NaSSA　116
NPUAP／EPUAPによる褥瘡の分類　91, 93
NSAIDs　117
PDCAサイクル　177, 178, 208
QOL（quality of life：生活の質）　136
SGLT2阻害薬　117
SNRI　116
SOL（sanctity of life：生命の尊厳）　136
SSRI　116
α₁遮断薬　118
α-グルコシダーゼ阻害薬　117
β遮断薬　115

あ

アーテン®　118
アキネトン®　118
アセスメント

　──，移動・姿勢保持の　64
　──，緊急時の　127
　──，呼吸の　38
　──，循環の　46
　──，身体の清潔の　99
　──，睡眠の　58
　──，体温調節の　52
　──，食べる・飲むの　72
　──，排泄の　81
　──，皮膚の　89
　──，身だしなみの　105
　──のポイント，高齢者ケアにおける　14
アダラート®　115
アタラックス®　116
アタラックス®P　116
圧迫・ずれ・摩擦の低減　90
アデカット®　115
アドバンス・ケア・プランニング（advance care planning：ACP）　140, 232
アドヒアランスをよくするための工夫　114
アナムネ用紙　198
アマリール®　117
アミティーザ®　118
アムロジン®　115
アモバン®　116
アリセプト®　229
アルダクトン®A　115
アルツハイマー病　21, 222
アルファロール®　118
アローゼン®　117
アンジオテンシンⅡ受容体拮抗薬　115
アンジオテンシン変換酵素阻害薬　115
安全管理　176
　──のための指針・マニュアルの作成　177
安全管理委員会　177
安全手順書　177
安楽・快適な体位　47

い

イグザレルト®　115
イクセロン®　229
意思決定支援　5
"意思決定プロセス情報共有─合意モデル"　233, 234

一次救命処置　128
溢流性尿失禁　79
移動・姿勢保持に関するケア　62
意欲低下　63
衣類の選択　106
胃瘻栄養法　70, 73
インダシン®　117
インテバン®　117
インデラル®　115

う・え

受持ち利用者や家族に対する配慮，臨地実習指導者の　216
うっ血性心不全　45
運動器系，高齢者の身体機能の変化　16
運動能力を低下させやすい身体疾患　63
栄養状態，褥瘡予防策としての　91
液剤　113
エクア®　117
エコマップ　166
エコマップモデル　167
壊死組織の除去，褥瘡ケアとしての　91
エディロール®　118
エビリファイ®　116
エリキュース®　115
塩類下剤　117

お

オイグルコン®　117
横隔膜呼吸　39, 40
黄視症　63
オランザピン　230
オルメテック®　115

か

介護が家族に及ぼす影響　170
介護サービス計画　32
介護支援専門員（ケアマネジャー）　31, 151
介護事故　176
介護施設
　──で注意すべき感染症　190
　──でのポリファーマシー　120
　──における看護職のための系統的な研修プログラム　211, 236
　──における組織図　156

——における認知症高齢者の看取り　234
——における頻度の高い感染症　190
——における看取り研修プログラム　236
介護職員への支援, 看取り期における　138
外皮系, 高齢者の身体機能の変化　17
回復する力, 家族の　170
外部研修　210
外用薬　112
過活動膀胱　79
過活動膀胱治療薬　118
学生に対する役割, 臨地実習指導者の　215
臥床状態(寝たきり含む)の高齢者の姿勢の調整　65
家族
——からの情報収集とケア, 認知症ケアにおける　25
——との信頼関係　171
——の意向　234
——の支援, 看取り期における　138
——の連絡窓口　172
——への対応, 事故発生時の　178
家族支援　170, 175
活性型ビタミンD_3製剤　118
カプセル薬　112
カプトリル®　115
ガランタミン　229
加齢
——に伴う移動・姿勢保持能力の変化　63
——に伴う呼吸機能の変化　36
——に伴う循環機能の変化　45
——に伴う睡眠の変化　57
——に伴う体温調節機能の変化　51
——に伴う食べる・飲む機能の変化　69
——に伴う排泄機能の変化　79
——に伴う皮膚の変化　88
——による「4つの力」の低下　13
——の影響, 身体の清潔保持を困難にする　99
カロナール®　117
感音性難聴　17

感覚器系, 高齢者の身体機能の変化　16
環境整備, 排泄ケアにおける　83
看護・介護計画　197, 200
看護学生の実習　214
看護基礎教育における介護施設での実習の意義　214
看護記録に関する指針　203
看護計画　31, 32
看護者の倫理綱領　6
——の構造　7
看護職員同士の連携の促進　167
看護職員に求められる責任, 安全管理における　178
看護職員の役割
——, 移動・姿勢保持に関するケアの　64
——, 緊急時の対応における　127
——, 薬の管理における　114
——, 呼吸に関するケア　38
——, 循環に関するケア　46
——, 身体の清潔に関するケアの　99
——, 睡眠に関するケア　58
——, 体温調節に関するケアの　51
——, 食べる・飲むためのケアの　71
——, 排泄に関するケアの　80
——, 皮膚に関するケアの　89
——, 看取りの援助における　136
——, 利用終了時の　150
眼脂拭き　105
関節拘縮　63, 64
関節リウマチ　63
感染管理　188
——のための基本的対応　188
感染管理体制の整備　190
感染経路別対策における隔離の原則　189
感染経路別予防策　188
感染症
——, 介護施設で注意すべき　190
——, 介護施設における頻度の高い　190
——の早期発見・対処のための視点　189
感染対策委員会の設置　190

感染対策指針・マニュアルの作成　191
感染発生時の看護職員の役割　191
浣腸　118
観念運動失行　224
観念失行　224

き
記憶障害　23, 223
気管カニューレ内の吸引　40, 41
起座位　47
義歯のケアの注意点　74
吸引　36
——により起こりうる危険性　41
嗅覚　17
吸入薬　113
教育機関・実習指導教員に対する役割, 臨地実習指導者の　215
協働　159
業務日誌　197
虚血性心疾患　45
居室の準備　33
起立性低血圧　44, 45
記録　194
——の書き方　198
——の種類と特徴　197
——の役割, 看護職員の書く　194
——を書くときのポイントと記載基準　195
緊急時
——の医療機関との連携　126
——の対応　124
「緊急やむを得ない場合」の3つの要件　182

く
空気感染　189
——予防策　188
クエチアピンフマル酸塩　230
薬の管理　110
——に影響する要因　112
薬の剤形と特徴・注意点　112
口すぼめ呼吸法　39
苦痛を伴う症状の緩和　137
グラクティブ®　117
クラビット®　118
グラマリール®　116
クラリス　118

253

グリーフケア　136
グリコラン®　117
グリセリン　118
グルコバイ®　117

け

ケアシート　197, 199
ケアチームの一員としての家族　171
ケアリング　4
経過記録　197, 200, 201
経口糖尿病薬　117
経時記録　197, 200, 201
経腸栄養法　70
経鼻経管栄養法　70, 73
下剤　117
結果回避義務　178
結果予見義務　178
血管性認知症　21, 222
解熱鎮痛薬　117
下痢　80
研修体制　208
研修の企画・実施のポイント　208
見当識障害　23
　——，時間の　223
　——，人物の　224
　——，場所の　224

こ

誤飲　125
降圧薬　115
抗うつ薬　116
抗凝固薬　115
抗菌薬　118
口腔ケア　52, 73
口腔内吸引　40
高血圧症　45
抗血小板薬　115
抗血栓薬　115
抗コリン薬　118
公式コミュニケーション　159
抗精神病薬　116
拘束帯　181
行動・心理症状（BPSD）
　　　　　24, 223, 226-228
抗認知症薬の特徴　229
高熱　52
抗不安薬　116
高齢者　12

——，高齢者虐待防止法における　179
——で薬物有害事象が増加する要因　111
——に多い状況や症状とその要因となる薬物　119
——における薬物療法と薬物有害事象　110
——に生じやすい呼吸機能の障害　37
——に生じやすい循環機能の疾患　45
——にとっての移動・姿勢保持　62
——にとっての呼吸機能　36
——にとっての循環機能　44
——にとっての睡眠　56
——にとっての清潔　98
——にとっての体温調節機能　50
——にとっての食べる・飲む　68
——にとっての排泄　78
——にとっての皮膚トラブル　88
——にとっての身だしなみ　104
——によく使用される薬物　115
——によくみられる皮膚疾患　89
——の状態像，看取り期にある　135
——の状態変化（急変）の特徴　124
——の心身に起こりやすい状態や変化　13
——の身体機能の変化　15
——の心理・社会面の特徴　17
——の皮膚トラブルの誘因　89
——の看取り期の特徴　134
——をとらえるための視点　12
高齢者介護施設における感染対策マニュアル　190
高齢者虐待　179
——が発生したときの対応　180
高齢者虐待の防止，高齢者の養護者に対する支援等に関する法律（高齢者虐待防止法）　179
高齢者ケア
——におけるアセスメントのポイント　14
——の意思決定プロセスに関するガイドライン，人工的水分・栄養補給の導入を中心として　233
誤嚥　37, 125

誤嚥性肺炎　25, 37, 71, 74
呼吸に関するケア　36
呼吸法　39
個人情報　194
　——の取り扱い　196
個人情報保護法　196
骨粗鬆症治療薬　118
コミュニケーション　159
　——のポイント　163
コンスタン®　116

さ

サイアザイド系利尿薬　115
サインバルタ®　116
在宅・介護領域における「多職種情報共有シート」　205
在宅復帰時，利用終了後の　153
サイレース®　116
坐薬　113, 117
酸化マグネシウム　117
酸素療法　40
散薬　112

し

ジェイゾロフト®　116
視覚　16
視覚失認　225
弛緩性便秘　80
時間の見当識障害　223
色視症　63
事故
　——の原因と対策の実施　178
　——発生時の対応　177
事故報告書　197, 201, 202
事故防止に向けた基本的活動　177
施設
　——における看取り　135
　——を超えた連携　166
施設看護の楽しさ　107
施設内研修　209
施設内の環境とスタッフの調整，臨地実習指導者の　215
持続皮下注射　71
失語　23, 225
失行　23, 224
実行機能障害　23, 225
湿潤環境の提供，褥瘡ケアとしての　93
失認　23, 225

死の三徴候　135
ジプレキサ®　116, 230
ジプレキサ®ザイディス®　230
シプロキサン®　118
社会的弊害, 身体拘束による　183
視野狭窄　63
集団　158
終末期ケアへの準備　32
羞明　63
守秘義務　195
手浴　100
循環器系, 高齢者の身体機能の変化　15
循環に関するケア　44
消化器系, 高齢者の身体機能の変化　15
消化性潰瘍治療薬　118
錠剤　112
状態変化時のアセスメント項目　128
状態変化(急変)の特徴, 高齢者の　124
情報通信機器(ICT)を利用した死亡診断等ガイドライン　143
情報の記録, 事故発生時の　178
静脈瘤　45
職員の健康管理体制　179
食事
　──に関する具体的な生活障害, 認知症の　226
　──の工夫, 排泄ケアにおける　84
食事介助　73
食事支援のグランドルール, 認知症の　227
褥瘡　90
　──および周囲の皮膚の清潔　93
　──のアセスメントとケア　91
褥瘡発生の概念図　90
褥瘡予防策　90
触覚失認　225
ジレンマ　5
シロップ薬　112
新オレンジプラン　220
神経因性膀胱　79
神経症状, 認知症の　228
滲出性下痢　80
人生の最終段階における医療・ケアの決定プロセスに関するガイドライン　140, 232
身体機能の変化, 高齢者の　15

身体拘束　181
　──により起こる弊害　183
身体拘束禁止の対象となる具体的な行為　182
身体拘束廃止のための5つの方針　183
身体症状とケア, 認知症の　25
身体的な弊害, 身体拘束による　183
身体の清潔に関するケア　98
浸透圧性下痢　80
心不全　45
人物の見当識障害　224
心理・社会面の特徴, 高齢者の　17
心理的ケア, 排泄ケアにおける　84
新レシカルボン®　117

す
錐体外路症状　63
水分摂取, 排泄ケアにおける　84
睡眠に関するケア　56
睡眠環境の調整　58
睡眠障害に影響を与える要因　57
睡眠薬　116
スーグラ®　117
スキンケアの基本　90
スルホニル尿素薬　117

せ
生活障害, 認知症の　225
清潔の保持, 排泄ケアにおける　84
清拭　100
精神的弊害, 身体拘束による　183
整髪　105
脊椎圧迫骨折　63
咳払いによる排痰法　39
セタプリル®　115
接触感染　189
　──予防策　188
切迫性尿失禁　79
セパミット®　115
セファロスポリン系　118
セミファウラー位　40
セルフケア能力, 薬の管理に影響する要因としての　113
セレコックス®　117
セロクエル®　116, 230
セロトニン・ノルアドレナリン再取り込み阻害薬(SNRI)　116

選択的セロトニン再取り込み阻害薬(SSRI)　116
前頭側頭型認知症　21, 222
せん妄　63, 64
前立腺肥大治療薬　118

そ
装飾品の選択　106
足浴　100
組織　156, 158
　──とチーム　158
ゾシン®　118
ソメリン®　116

た
ダイアート®　115
体位排痰法(体位ドレナージ)　39
体温調節に関するケア　50
代謝, 薬物の　111
対象物による消毒方法　189
大腸刺激性下剤　117
大動脈瘤　45
ダオニール®　117
タケプロン®　118
多職種チーム　162
多職種連携のためのコミュニケーションのポイント　162
タナトリル®　115
食べる・飲む
　──ためのケア　68
　──に影響を与える要因　70

ち・つ
地域包括ケア　166
チーム　158
チームアプローチ　162
蓄尿障害　79
窒息時の対応　128
中核症状, 認知症の　223
注射薬　113
中等熱　52
聴覚　17
聴覚失認　225
腸管運動の異常による下痢　80
貼付剤　113
直接経口抗凝固薬　115
直腸性便秘　80
通報義務　180
爪切り　105

255

て

- ディオバン® 115
- 低活動膀胱 79
- 低酸素血症 40
- 低体温のケア 52, 55
- デエビゴ 116
- デパス® 116
- デプロメール® 230
- テレミンソフト® 117
- 伝音性難聴 17
- 点眼薬 112
- 転居時, 他の施設への 153
- 点耳薬 112
- 転倒 57, 64, 126, 129
- 点鼻薬 112
- 転落 57, 64, 126, 129

と

- トイレ訓練 84
- トイレ誘導 82
- 頭部挙上位 47
- 動脈硬化症 45
- 登録特定行為事業者 35
- ドネペジル 229
- ドラール® 116
- トレドミン® 116, 230

な・に

- 内服薬 112
- 軟膏 113
- ニバジール® 115
- ニュープロ® 118
- ニューキノロン系 118
- 入浴 90,100
  - ——に関する具体的生活障害, 認知症の 226
- 入浴事故 125
  - ——の予防 129
- ニューロタン® 115
- 認知機能障害 223
  - ——とケア 23
  - ——の薬物療法と安全管理 229
- 認知症 20,220
  - ——のインフォームド・コンセント 26
  - ——の原因疾患 21,221
  - ——の人のためのケアマネジメントセンター方式 23

- 認知症ケアのためのアセスメントとケアプラン策定の視点 22
- 認知症の症状 223
  - ——とケア・コミュニケーション 23
- 認知症高齢者
  - ——の現状 220
  - ——の終末期における意思決定支援 231
  - ——の治療と安全管理 228
- 認知症施策推進総合戦略 (新オレンジプラン) 220
- 認定特定行為業務従事者 35

ね・の

- ネキシウム® 118
- 熱中症のケア 53
- 脳血管障害 45
- ノルアドレナリン作動性・特異的セロトニン作動性薬 (NaSSA) 116
- ノルバスク® 115
- ノルモナール® 115
- ノンレム睡眠 57

は

- パーキンソン病治療薬 118
- パーソン・センタード・ケア 23
- バイアスピリン® 115
- バイエッタ® 117
- 肺炎 37
- 徘徊 126
- バイカロン® 115
- 肺がん 37
- 排出障害 79
- 排泄
  - ——, 薬物の 111
  - ——に影響を与える障害・薬物 79
  - ——に関する具体的生活障害, 認知症の 227
  - ——に関するケア 78
- 排泄用具の選択 83
- 排痰 39
- 排痰法, 咳払いによる 39
- 排尿機能の変化 79
- 排尿障害 79
  - ——の分類 80
- 排尿日誌 81
- 背部叩打法 128, 129
- 排便機能の変化 79

- 排便障害 80
- 排便日誌 81, 82
- ハイムリッヒ法 128, 129
- 廃用症候群 13
  - ——の症状 14
- パキシル® 116
- 履物の選択 106
- 場所の見当識障害 224
- 発熱 52
  - ——のケア 52, 55
- バップフォー® 118
- 鼻腔内吸引 40
- パナルジン® 115
- バファリン® 117
- ハフィング 39
- ハルシオン® 116
- ハルナール® 118
- 半側空間無視 225

ひ

- ビグアナイド 117
- ピクトーザ® 117
- 非経腸栄養法, 中心静脈を除く 71
- 髭そり 105
- 非公式コミュニケーション 159
- 非ステロイド性抗炎症薬 117
- 悲嘆ケア 136
- ピック病 222
- 非定型抗精神病薬 116
- 泌尿生殖器系, 高齢者の身体機能の変化 16
- 微熱 52
- 非ピリン系解熱鎮痛薬 117
- 皮膚疾患, 高齢者によくみられる 89
- 皮膚損傷 64
- 皮膚トラブル 88,89
- 皮膚に関するケア 88
- 非ベンゾジアゼピン系 116
- 飛沫感染 189
  - ——予防策 188
- ヒュー・ジョーンズ分類 38
- 標準予防策 188

ふ

- フォシーガ® 117
- 腹圧性尿失禁 79
- 腹式呼吸 39, 40
- 腹部突き上げ法 128, 129

服薬支援　112
不整脈　45
不眠　57
プラザキサ®　115
プラビックス®　115
ブリストル便性状スケール　81, 83
フリバス®　118
フルイトラン®　115
プルゼニド®　117
フルボキサミンマレイン酸塩　230
ブレーデンスケール　91
プロチゾラム　230
プロトンポンプ阻害薬　118
プロプレス®　115
フロモックス®　118
分布, 薬物の　111

へ

ペイスン®　117
ベシケア®　118
ペニシリン系合剤　118
ペパイド®　115
ベルソムラ®　116
ヘルベッサー®　115
変形性関節症　63
ベンザミド系　116
ベンザリン®　116
ベンゾジアゼピン系　116
便秘　80

ほ

法定健診　179
ポリファーマシー　120
ボルタレン®　117
ポンタール®　117

ま

マイスリー®　116
マクロライド系　118
末梢静脈栄養法　71
末梢神経障害　63
麻痺　63
慢性閉塞性肺疾患（COPD）　37, 38

み

味覚　17
ミケラン®　115
身だしなみに関するケア　104

看取り　139, 144
　――の援助　134
看取り期
　――であることの判断　137
　――にある高齢者の状態像　135
　――の特徴, 高齢者の　134
看取りケア
　――での留意点　136
　――を行うための基本姿勢　135
ミルナシプラン塩酸塩　230

む・め

霧視　63
ムスカリン受容体拮抗薬　118
明暗順応　17
メトグルコ®　117
めまい　44
メマリー®　229
メマンチン　229
メンタルヘルス対策　179

や・ゆ・よ

薬剤性便秘　80
薬物, 高齢者に多い状況や症状との要因となる　119
薬物相互作用　112
薬物療法と薬物有害事象, 高齢者における　110
ユナシン®　118
ユーロジン®　116
ユリーフ®　118
養介護施設従事者による高齢者虐待の種類　180
用手的排痰法　39
腰痛予防対策指針　179
抑うつ症状　63
抑肝散　230
抑制帯　181

ら・り

ライン　158
ラキソベロン®　117
ラシックス®　115
リーゼ®　116
リキスミア®　117
リクシアナ®　115
リスクアセスメント　179
リスパダール®　116, 230
リスパダールコンスタ®　230

リスペリドン　230
リスミー®　116
利尿薬　115
リバスタッチ®　229
リバスチグミン　229
リハビリテーション, 褥瘡予防策としての　91
リフレックス®　116
利用開始時
　――の援助　30
　――のオリエンテーション　34
利用開始時情報用紙　197, 198
利用者
　――についての情報収集　33
　――の安全確保, 事故発生時の　178
利用終了時の援助　150
臨終　137
　――時の調整　146
臨地実習指導者の役割　215
倫理的課題　2
　――と看護職の責務　2
倫理的気づき　5
倫理的判断　4

る・れ

ループ系利尿薬　115
ルネトロン®　115
ルプラック®　115
ルボックス®　230
レニベース®　115
レビー小体型認知症　21, 221, 222
レミニール®　229
レム睡眠　57
連携　158
レンドルミン®　116, 230
レンドルミン®D　230

ろ・わ

老人性難聴　63
労働安全衛生マネジメント　179
ロキソニン®　117
ロセフィン®　118
ロゼレム®　116
ワーファリン　115